Un mundo extraño

Un mundo extraño

Apuntes de una neuróloga sobre la mente humana

ISABEL GÜELL

Papel certificado por el Forest Stewardship Council®

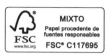

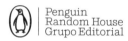
Penguin
Random House
Grupo Editorial

Primera edición: febrero de 2023

© 2023, Isabel Güell López
© 2023, Penguin Random House Grupo Editorial, S.A.U.
Travessera de Gràcia, 47-49. 08021 Barcelona

Printed in Spain – Impreso en España

ISBN: 978-84-18967-90-0
Depósito legal: B-21.583-2022

Compuesto en Pleca Digital, S. L. U.
Impreso en EGEDSA
Sabadell (Barcelona)

C967900

Índice

En recuerdo de mis padres; dos mentes tan brillantes
como dispares y complementarias

1

Ojalá el virus nos haga salir de la caverna, la oscuridad y las sombras.

Emilio Lledó

Séptimo día de confinamiento. Aún semanas por delante de optimismo respecto a una pronta contención del virus, con el consiguiente regreso a la normalidad. Excepcional momento vivido con sorprendente resignación y energía. Podremos llegar al borde de la ruina, pero antes toca reprogramar el día con las nuevas tecnologías como absorbente y eficaz flotador; entre clases *online* de gimnasia, yoga y recetas de cocina novedosas, impactan en nuestras mentes imágenes de féretros enfilados que abarrotan pabellones de hielo reconvertidos en improvisadas morgues. Ante la incertidumbre o la tormenta, el cerebro está preparado para caminar por el filo de la navaja con la serenidad y la valentía de los héroes, como he podido admirar en tantas ocasiones gracias al privilegio que supone el ejercicio de la medicina.

Mientras me organizo para devolver las llamadas y responder correos electrónicos a los pacientes que han contactado conmigo a través de la centralita, trasladada al domicilio de la secretaria de mi departamento de Neurología y Psiquiatría, reflexiono sobre lo útil que me ha resultado adentrarme año tras año en el estudio de los avances en el campo de las neurociencias. Secretos desvelados de enorme trascendencia y que, sin embargo, apenas han modificado el devenir de mis decisiones y mis días; conocimientos sobre el funcionamiento del cerebro que no me hacen reaccionar con más sabiduría ante una discusión acalorada, ni siquiera me permiten retener más fácilmente la información nueva a pesar de haber profundizado en los mecanismos implicados en la capacidad de aprendizaje y la memoria con especial dedicación.

¿Quiénes somos? Circuitos neuronales en permanente intercomunicación como engranaje del ser: voz y conciencia, emociones y sentimientos, la química del amor, cerebros únicos y universales; almas trascendentales asomándose a un precipicio indescifrable. Entendernos a nosotros mismos y al mundo que nos rodea probablemente no modificará nuestra vida, si bien nos aportará luz e intensidad en el camino. Analizarnos y reflexionar: cada paciente neurológico es un pozo de conocimiento en el que indagar para seguir avanzando. Pasión por el estudio, pero, más allá de resolver un problema de salud determinado, la empatía entre el médico y su paciente resulta esencial; en el caso del matrimonio al que me dispongo a llamar, conexión plena.

La cuarta llamada en siete días. Hasta tres cambios en la medicación pautada. Tres conversaciones en busca del equilibrio perdido. El marido de la paciente, disculpándose y preguntándome por mi salud y la de mi entorno, sentía molestarme, pero se encontraba en una situación límite. Su mujer, estable y tranquila hasta el inicio del confinamiento, había comenzado a despertarse a media noche y su inquietud iba en aumento: del insomnio a un estado alarmante de agitación. Cinco años acudiendo periódicamente a mi consulta y, en cada ocasión, la alegría recíproca al vernos; confianza y empatía consolidada con el tiempo y un curso evolutivo en especial agradecido, ya que la demencia degenerativa tipo enfermedad de Alzheimer de la mujer progresaba de un modo tan lento que parecía mantenerse estacionada. Año tras año, hasta las últimas revisiones en las que ya quedaba en evidencia un declive acusado en sus funciones superiores, reflejado en llamativos fallos de sus actividades cotidianas, que el marido conducía con admirable maestría: cariño, paciencia, instinto y sabiduría para que su mujer continuara sintiéndose partícipe e incluso responsable de su propia vida. Nietos con nombres cambiados, repeticiones constantes de lo dicho y de inmediato olvidado, desorientación espacial incluso entre las habitaciones de su casa y problemas crecientes para expresarse, aunque aún se la entendía bastante bien o, al menos, el marido lo captaba al vuelo y lo transcribía de un modo tan poco invasivo que apenas se notaba su intervención. A pesar del marcado deterioro, a base de conservar sus rutinas —sus paseos, sus tiendas habituales...—, en todo momento acompañada, la sensación que continuaba transmitiéndome era de que su vida seguía hacia delante de un modo gratificante tanto para ella como para su entorno; su marido se sentía satisfecho al verla tranquila, sin dolores, asistiendo contenta dos veces por semana a un taller de memoria en un lugar cercano a su domicilio. Envidiable placidez; ya le gustaría a la gran mayoría de las personas sentirse tan en armonía, envuelta en cariño y naturalidad por parte de una pareja que te arropa sin agobios. En cuanto a mí, en cada visita, además de alegrarme al verles, apenas precisaba un breve intercambio de frases para constatar que su enfermedad seguía su lento y progresivo declive sin grandes cambios: la conversación de la paciente, un ángel sin recelos, cada vez menos fluida y con frases más cortas, la sonrisa como recurso, su marido a su lado interviniendo lo justo; una auténtica delicia visitarla y comprobar que toleraba bien la medicación pautada por mi parte: un fármaco que eleva los niveles en el cerebro del principal neurotransmisor empleado por los entramados neuronales implicados en la memoria: la acetilcolina, sustancia química que ni cura ni detiene el proceso degenerativo, si bien en los ensayos clínicos realizados hace ya bastantes años se constató su eficacia al evidenciarse un enlentecimiento significativo en la evolución del cuadro clínico, como si lo suavizara. Y aunque en ocasiones resultaba de dudosa eficacia, al menos, en este caso, parecía cumplir su objetivo.

En tiempos de disgustos, grata sorpresa oír el tono de voz de un hombre tan discreto y correcto que, si había optado por llamarme una cuarta vez, era de suponer que se debía a la ineficacia del último de mis consejos. Pero no, tan solo desea comentarme que su mujer al fin había dormido de un tirón toda la noche, quizá demasiado; no obstante, mucho mejor así, tardará en olvidar lo sucedido. Una subida mínima en la dosis pautada había resultado un éxito. Además de transmitirle mi satisfacción, me reservo para mis adentros un suspiro de alivio ante los escasos recursos farmacológicos que me quedaban en la recámara para tratar de contener el descontrol mental de mi paciente. Tras un abrazo de satisfacción telefónico, paso a explicarle que la dosis del fármaco neuroléptico prescrito continúa siendo baja, si bien, a su edad, cuanto más baja, mucho mejor. En caso de que de día la encuentre somnolienta o cualquier otro problema, le reitero que me vuelva a llamar. «No me molesta en absoluto, usted puede llamarme cuando quiera. Confío en que se mantenga la eficacia de la medicación; no obstante, en cuanto reabra la consulta les avisaremos, ya que este tipo de fármacos requieren controlarse e intentar disminuir la dosis en la medida de lo posible. Recuerdos a su mujer y cuídense mucho».

El insomnio y la desorientación con delirio y agitación en las personas de edad avanzada es un problema muy complicado de controlar que ocurre con bastante frecuencia; ojalá fuera de dificultad equivalente al insomnio del adulto medio, ya de por sí bastante desesperante. Pero resulta que, en personas de edad avanzada, los sedantes, ansiolíticos o hipnóticos habituales para inducir o mantener el sueño no solo suelen ser ineficaces, sino que a menudo provocan un efecto paradójico consistente en aumentar la inquietud; además, debido al propio envejecimiento del organismo, se eliminan con excesiva lentitud, siendo la causa de repetidas caídas por mareos e inestabilidad y de la aparición de un cuadro clínico que semeja una demencia por el excesivo acúmulo de estas sustancias en el cerebro. Así pues, descartado este grupo de fármacos, las alternativas se reducen a los antidepresivos, que ayudan a conciliar el sueño, y a los neurolépticos, utilizados en psiquiatría para el control de los pacientes con conducta psicótica: sustancias químicas que por su acción bloqueadora de los receptores dopaminérgicos provocan con bastante frecuencia la aparición de síntomas parkinsonianos. Año tras año, aparecen nuevos tratamientos antipsicóticos con menos efectos secundarios; la investigación continúa. El caso es que los neurólogos, para el control de los cuadros de agitación y delirio en los pacientes con demencia, conseguimos el efecto sedante apropiado utilizando dosis bajas de estos neurolépticos. De ahí las repetidas llamadas del marido, aumentando cada noche un mínimo la medicación hasta lograr que su mujer durmiera tranquila sin sedarla en exceso. Me preocupa que en unos días empiece a notarse más torpe como efecto secundario; sin embargo, de momento, su evolución es satisfactoria. Esperemos que pronto pueda reanudar sus rutinarios paseos por el barrio, que le ayudarán a volver a disfrutar de su envidiable estabilidad anterior al confinamiento.

La siguiente llamada resulta caótica. De entrada, en el programa protegido al que tengo acceso a través de mi portátil no salen el nombre ni la historia clínica del paciente que solicita hablar conmigo, con una urgencia extrema, según me transmite mi secretaria. Al teléfono, una hija desatada. Entre su preocupación y ansiedad, tardo un buen rato en averiguar que no se trata de un paciente mío, sino de otro neurólogo, cuyo nombre me interesaría conocer para centrarme en el caso. Imposible. Sin resquicio para preguntarle. «Está fatal, fatal, estaba bastante bien y lleva unos días fatal, llamo y llamo y ni comunica; colgada como una idiota, una y otra vez, al menos, un breve mensaje en el contestador, lo mínimo». Opto por dejarla hablar a la espera de que me permita intervenir y enfocar la conversación hacia el problema médico en cuestión. Abandono, dejo de intentar averiguar los datos imprescindibles de la historia clínica en el orden conveniente y, en un respiro, le pregunto por la medicación que está tomando su padre. La tiene que mirar en el móvil; «un segundo, un segundo», un segundo que me da margen para imaginármela paralizada entre mil archivos de fotos —mi mente y sus recursos para no contagiarse de su desesperación—; bendita paciencia, soportar contratiempos y dificultades sin alterarse, en este caso, en una consulta caótica, mientras envidio a mi colega desaparecido; opción esta a considerar si continúo sin poder visitar con un mínimo de tranquilidad, orden y tiempo para la reflexión. La neurología es una especialidad que por norma general requiere la presencia física no solo del paciente, sino a menudo también del familiar o acompañante cercano; indagar con la minuciosidad de un relojero infinidad de detalles de la historia clínica antes de estar en condiciones de poder aconsejar con acierto. «Aquí está, la tengo, la tengo, la foto, la receta, menuda letra tienen los médicos: Sinemet». Al fin un dato determinante, ya que se trata de la medicación más utilizada para la enfermedad de Parkinson. Conocer la dosis es el siguiente objetivo. Tres pastillas al día, una en cada comida; por una vez rápida y segura en su respuesta. Dosis habitual de mantenimiento. Tras un buen rato de desorden informativo respecto a la situación clínica del paciente, logro averiguar que este vive solo en su domicilio familiar desde que enviudó, hace años, y que, de sus cuatro hijos, únicamente la hija al teléfono encuentra huecos en su agenda para ayudar a su progenitor; en resumen, un caso complejo e imposible a la hora de aconsejar la conducta a seguir en ausencia de una historia clínica completa y ordenada, además de la presencia física del enfermo en cuestión. Se lo intento transmitir a la hija, que continúa enfadada con una situación de la que presupongo no me hace responsable, aunque, por lo que refleja al teléfono, algo sí; menudos tiempos para ejercer una profesión donde el médico, por lo visto, es un santo a explotar y criticar por motivos varios. De repente, se me enciende una luz; una luz que resulta irrisoria para la receptora del consejo: el paciente precisa ser visitado por un especialista de su enfermedad. Le facilito el contacto de la unidad de Párkinson de mi hospital. La conversación termina sin haberle comentado que confío en poder abrir mi consulta en un par de semanas. Despiste o neuronas mareadas ante exigencias bombardeadas carentes de encanto ni contemplaciones; en todo caso, se agradece la intervención del circuito neuronal de mi inconsciente, formado en la ética profesional y, en paralelo, fiel protector de mi persona.

James Parkinson describió la enfermedad que lleva su nombre en el año 1817. Tras más de doscientos años de investigación, sobre todo en las últimas décadas, los laboratorios farmacéuticos han volcado enormes recursos para encontrar una medicación que evite las complicaciones que pueden ocurrir tras periodos más o menos largos de tratamiento con la sustancia química cuyo déficit es la causa de la sintomatología presentada: la dopamina. Se trata esta de un neurotransmisor a través del cual se comunican las neuronas para el control de determinadas funciones motoras de nuestro organismo. En el interior del tronco cerebral se localiza una pequeña zona que, por su aspecto, recibe el nombre de sustancia negra, y está formada por un acúmulo de neuronas productoras de dopamina. Su degeneración, con la consiguiente falta de este neurotransmisor, motiva el desarrollo de párkinson. Esta enfermedad presenta un cuadro clínico muy diverso y a la vez síntomas característicos, como el trastorno de la marcha, el temblor de reposo o la rigidez, entre otros problemas motores y de la actividad mental superior; cada paciente con su particular cuadro clínico y curso evolutivo. La interacción de determinados factores genéticos, ambientales y del propio envejecimiento podría ser la causa de la degeneración de este pequeño acúmulo de neuronas, si bien, a pesar de tanto esfuerzo en investigación, no existe un tratamiento que la evite y tampoco que sea más efectivo que la propia dopamina, que puede mejorar el cuadro clínico aunque resulta insuficiente. No obstante, bajo un buen control y utilizando las dosis adecuadas de esta y otras medicaciones desarrolladas a lo largo del tiempo, se puede conseguir años de aceptable calidad de vida; ese es el objetivo actual, aparte de no cesar en la investigación.

La hija desesperada por la situación de su padre tiene motivos para intentar recuperarlo; es factible la esperanza de encontrar la combinación de fármacos adecuada para mejorar sus síntomas. Sin embargo, siendo la respuesta a los diferentes tratamientos lenta y muy variable, la paciencia y sabiduría necesarias para aceptar esta enfermedad y, al mismo tiempo, luchar contra ella con todos los recursos disponibles —incluyendo, en deter-

minados casos, avanzadas técnicas de neurocirugía—, son todo
un reto. Y, en muchos casos, se alcanza con éxito, como he podido constatar a lo largo de tantos años acompañando a estos
pacientes para que no caigan en el desánimo.

Los neurotransmisores son sustancias químicas mediante las
cuales unas neuronas se comunican con otras. De hecho, la extraordinaria plasticidad que tiene nuestro cerebro para aprender,
desarrollar habilidades, experimentar sensaciones o incrementar
la capacidad de los órganos sensoriales, entre un sinfín de posibilidades —desde la creatividad hasta la imaginación, pasando
por la conducta y sus infinitas formas de reaccionar—, se debe
a la manera en que nuestras neuronas se comunican entre sí.

La neurona es la unidad celular de nuestro cerebro. Más de
cien mil millones enviándose mensajes. Una de sus principales
características es que son células excitables, es decir, generan
electricidad para comunicarse. Las de algunos animales están tan
unidas entre sí que no utilizan mecanismos intermedios; se trata
de sencillas y rígidas conexiones eléctricas. Nuestro cerebro es
mucho más complejo y, a la vez, infinitamente más versátil, pu-
diendo reaccionar de mil maneras diferentes gracias a que entre
neurona y neurona existe un espacio llamado «sinapsis». El impulso eléctrico llega a la zona terminal de la neurona y libera
determinadas sustancias químicas encargadas de comunicarse
con la neurona en contacto, los neurotransmisores. Se conocen
más de cincuenta y nadie se atreve a poner un tope a este número. Su descubrimiento marcó un auténtico hito en la historia de las neurociencias y abrió la puerta al tratamiento de los
síntomas de muchas enfermedades. Párkinson con dopamina.
Alzhéimer con acetilcolina. Depresión con serotonina y nora-

drenalina. Nos enamoramos; un estado emocional en el cual participan varios neurotransmisores. Así que, nos guste o no, la química es determinante en nuestra vida.

Tras la complejidad de la última llamada, me concedo un descanso auditivo y paso a revisar los correos electrónicos. Abro el informe adjunto con los resultados de la resonancia craneal de un paciente visto pocos días antes de estallar la pandemia. Suspiro aliviada. Con los años me cuesta cada vez más distanciarme del destino inmediato de la persona que deposita en mí su confianza, lo cual se complementa con lo contrario: ante la falta de sintonía, sugiero la búsqueda de otro especialista con el que la conexión se establezca dentro de un mínimo indispensable, habilidad que he ido perfeccionando hasta alcanzar un nivel notable. En este caso en concreto, entre la empatía y los datos clínicos, esperaba con preocupación el resultado de la prueba. Sesenta años y, por primera vez en su vida, presentaba una cefalea. Desde hacía un par de semanas mantenía un dolor constante localizado en la zona frontal derecha. Dormía bien, pero, al despertarse, de nuevo la misma sensación de opresión, la misma zona. La exploración física en busca de algún signo de focalidad neurológica había sido negativa. Reflejos normales, sin pérdida de fuerza ni alteración de la sensibilidad táctil, la visión y el lenguaje intactos. En resumen, ningún hallazgo que apoyara la posibilidad de que en el interior de su cerebro estuviera desarrollándose un proceso ocupante de espacio; por lo general, tumores benignos o malignos que al expandirse invaden y dañan el tejido neuronal con la consiguiente pérdida de la función cerebral dependiente de la zona afectada. Cada área dedicada a lo suyo y, al mismo tiempo, en conexión con el conjunto del cerebro.

Dada la normalidad en la exploración, tranquilicé al paciente, aunque en su justa medida, para que no saliera tan relajado de mi consulta que tirara a la papelera el volante de solicitud de la resonancia magnética craneal que precisaba realizarse con relativa urgencia. La sinceridad sin alarmismo en una dosis equilibrada no se aprende en las aulas, sino con años de experiencia. Ya habría tiempo para malas noticias —en el caso de que las hubiera— una vez visualizado el interior de su cerebro con esa resonancia. La reproducción anatómica del órgano estudiado con esta prueba es asombrosa: mediante la creación de campos electromagnéticos, las células del organismo liberan energía y emiten señales que son captadas por un receptor y analizadas por potentes ordenadores que las trasforman en imágenes: tendones, meniscos, ligamentos, prácticamente cualquier tejido; la ingeniería al servicio de la medicina y, en lo que respecta a las neurociencias, la visualización del cerebro y la médula espinal en cortes milimétricos continúa impresionándome. Qué tiempos aquellos —ya remotos— cuando, en mis años de residente, el neurólogo jefe exploraba al paciente con exquisita precisión y, careciendo de las pruebas de que disponemos hoy en día, determinaba dónde se localizaba la lesión y sus posibles causas.

Reviso con minuciosidad las imágenes adjuntas al correo electrónico y confirmo que en su cerebro no hay ninguna lesión, a pesar de que su cefalea se localiza en la zona frontal derecha; esta, junto con el lóbulo temporal del mismo lado, son las dos únicas áreas cerebrales en las que puede desarrollarse un tumor sin síntoma alguno hasta que crece e invade o comprime otras zonas. Dos áreas misteriosamente silentes a pesar de su enorme relevancia en el funcionamiento de nuestro cerebro.

En mi correo de respuesta le confirmo la ausencia de lesiones en el interior del cerebro. Por exclusión, la cefalea que presenta es de probable origen tensional y le indico la medicación que debe iniciar como tratamiento preventivo diario en caso de que no remita de modo espontáneo. Le insisto en que evite la toma de analgésicos sin control, pues provocan dependencia y un efecto llamado «rebote» hasta el punto de ser la causa de que la cefalea perdure. Me despido deseándole que él y todo su entorno se encuentren bien ante la situación que nos está tocando vivir. En cuanto sea posible reabrir mi consulta, le avisaremos.

Paso al siguiente correo. De los archivos adjuntos me lanzo directa a la analítica; en concreto, a la velocidad de sedimentación: muy elevada, lo que confirma mi impresión diagnóstica: arteritis de la temporal. Los hallazgos referidos en los informes de la resonancia craneal y de la ecografía de las arterias carótidas entran dentro de la normalidad. Visualizo mentalmente a la paciente. En cuanto la observé caminar por el pasillo hacia mi despacho, me recordó a mi abuela; una de esas excepcionales mujeres de edad avanzada que, sin aparentar menos años de los que tienen, asombran por una elegancia y belleza muy por encima del paso del tiempo, en su caso, noventa años. Si las enfermedades la respetan, seguirá la trayectoria de mi abuela, que no perdió ese halo tan especial hasta que falleció, a los ciento tres años, tras el primer ingreso hospitalario de su vida; once hijos nacidos en su casa.

La paciente acudía por primera vez a mi consulta remitida por su oftalmólogo tras descartar este una patología intraocular como causa de una súbita pérdida de visión del ojo derecho acompañada de dolor en la zona temporal del mismo lado, junto con una molestia en la mandíbula que le dificultaba la masticación y un acusado cansancio general. La ausencia de latido a la palpación de las arterias temporales apoyaba mi impresión diagnóstica. Llevaba cinco semanas de evolución. Necesitaba iniciar sin más demora el tratamiento indicado con corticoides, si bien antes debía extraerse sangre para analizar la velocidad de sedimentación. Le expliqué mis conclusiones evitando entrar en detalles, por lo que, en esta primera visita, obvié el dato de que la urgencia del caso, más que para mejorarle la visión del ojo afectado, era para que no le ocurriera lo mismo en el otro. La arteritis de la temporal es una enfermedad de origen inmunológico que afecta por lo general a personas mayores de setenta años, y casi el doble de veces a las mujeres. La inflamación de las arterias craneales disminuye el flujo sanguíneo, con la consiguiente isquemia de la zona irrigada. Dos ojos, conservar uno; abismal diferencia. La paciente había acudido sola a la consulta, llevaba una vida normal, lo esperable era que los corticoides detuvieran la evolución de la enfermedad y esta no llegara a afectar el otro ojo. Sin certezas absolutas, pues en medicina lo esperable no siempre es la norma y la navegación en esta profesión, por muy experimentada que sea, no está exenta de sorpresas.

De entrada, prefiero llamarla al móvil. Preguntarle por su visión, responder a sus dudas. Después, le enviaré un correo para dejar constancia escrita de la pauta de medicación y otras cuestiones importantes a recordar. Vuelve a impresionarme. Escucha y responde con una serenidad que envuelve y facilita la comunicación. No solo conserva sus funciones superiores, sino que le da mil vueltas a los tantísimos jóvenes dispersos así como a la gente de su edad. Me comenta que no ha notado mejoría en su visión, tampoco empeoramiento. Le pregunto por el otro ojo y me especifica que continúa bien. Una vez iniciado el tratamiento con corticoides, la biopsia de la arteria temporal —necesaria para confirmar el diagnóstico definitivo— puede verse alterada y no ser concluyente, por lo que, dadas las actuales circunstancias, decido posponerla. Termino la conversación comentándole que le enviaré por correo electrónico la petición de una nueva analítica a realizar en un mes. La despedida, entre natural y formal, me vuelve a recordar a mi abuela.

Ahora le toca el turno a una madre preocupada; intento tranquilizarla, aunque me encuentro lejos de poder aclarar lo que le está ocurriendo a su hijo. Uno de esos casos que te sorprende y te deja sin palabras al no producirse la mejoría esperada. La llamada es delicada, ya que la madre demanda concreción. Correcta y amable, su ansiedad no la descarga sobre mí, pero la transmite y la entiendo. Días antes del confinamiento, había acudido a mi consulta acompañando a su hijo, remitido por el neurocirujano que le había estado controlando por un traumatismo craneal ocurrido hacía un mes tras un accidente de moto. Había recuperado la consciencia en unas horas, ya en el hospital. Las pruebas realizadas habían salido normales, incluida una segunda resonancia craneal cuyo resultado había sido recogido esa misma mañana. De entrada, todos contentos. La madre también, aunque extrañada: su hijo estaba consciente y bien orientado, pero no recordaba ni el accidente ni lo que había hecho desde la noche anterior. Por lo demás, parecía recuperado: se mostraba natural y cariñoso, como era habitual en él; normal en todo excepto con ella. Su sobresalto fue mayúsculo cuando constató que su hijo no la reconocía como su madre. Sorprendidos e incrédulos, los médicos le aseguraron que, una vez en casa, se recuperaría. Pero no fue así. Seguía sin reconocerla. Ningún problema con el resto de los familiares y amigos. Para colmo —expresión mía— se mostraba más amable y atento que nunca con la nueva pareja de su padre.

Solo había borrado de su mente a su madre. Mientras me lo contaba, procuré ocultar mi extrañeza; imposible disimularla. La llamada «amnesia retrógrada» o incapacidad para recordar sucesos y datos previos al traumatismo craneal sucede a menudo; como si lo ocurrido durante esas horas o días anteriores a la contusión no hubiera tenido tiempo de consolidarse en el cerebro. Por otro lado, una vez recuperada la consciencia, no es infrecuente que el paciente se despierte confuso y desorientado, repita todo una y otra vez y no retenga información nueva debido a una amnesia anterógrada; así, si las pruebas no muestran lesión cerebral, lo habitual es irse recuperando en días. Pendiente de revisar la literatura al respecto, afirmaría con rotundidad que no existe publicado un solo caso en el que la amnesia se focalice en una única persona, y mucho menos en la madre. Ni siquiera sé dónde encuadrar este tipo de déficit, ya que el joven no la reconoce como su madre, pero la acepta como una nueva persona en su vida manteniendo una naturalidad llamativa y extraña; sin inmutarse. En la primera visita solo le pude informar de que la nueva resonancia había salido normal y que aún había pasado poco tiempo desde el traumatismo, por lo que era de esperar que se fuera recuperando. Tras casi un mes, me insistió.

De mi respuesta, recuerdo el agobio al verme enredada entre explicaciones para tranquilizarla y, al mismo tiempo, intentar transmitirle que entendía su preocupación. Desde la irrupción del coronavirus, no había vuelto a pensar en el caso. Me cuenta que me llama porque le había aconsejado que lo hiciera pasados quince días desde la visita. «Mi hijo se encuentra exactamente igual; no mejora, continúa sin saber que soy su madre. Menos mal que sus hermanos intentan arroparme, no sabe hasta qué punto me resulta insoportable el hecho de sentir como si nunca hubiera existido para mi hijo».

Recordar y reconocer. Dos procesos cerebrales diferentes, aunque mucho más interrelacionados entre sí de lo que en un principio se creía, al igual que ocurre con el resto de las funciones del cerebro. Nos reconocemos a nosotros mismos porque nos recordamos. Cada paciente es único y el caso de este joven lo confirma. Mientras que se reconocía a sí mismo sin problemas y mantenía intacta su personalidad y conducta —estudiaba desde casa, conversaba con sus amigos con absoluta normalidad...—, había borrado de su memoria a su madre o no la reconocía, pero sin mostrarse inquieto ante dicha pérdida. Su actitud se aproximaba a la que se suele apreciar en los pacientes con agnosias visuales o falta de reconocimiento sobre algún fenómeno perceptivo. La incapacidad para reconocer objetos es la agnosia más frecuente; estar delante de un vaso y necesitar palparlo para reconocerlo manteniendo la vista intacta. También puede ocurrir lo mismo con olores, sonidos o sensaciones corporales. Sin que exista ninguna anomalía en los receptores o vías sensoriales, el problema en las agnosias se localiza en el procesamiento mental superior, a nivel de la corteza cerebral correspondiente. En el caso de este joven, de entrar dentro de este déficit neurológico relacionado con la incapacidad de reconocimiento, su problema se centraría en lo que se denomina «prosopagnosia» o dificultad para reconocer caras. Por lo general, las personas que presentan cuadros de demencia en estadios habitualmente avanzados, en ocasiones no reconocen a su marido, como describe con ingenio y maestría el neurólogo Oliver Sacks en el libro *El hombre que confundió a su mujer con un sombrero*. Existen áreas específicas en ambas cortezas cerebrales dedicadas a identificar caras, si bien en la resonancia del joven no se objetivaba ninguna lesión y, además, de tratarse de este problema cognitivo, a su madre la debería reconocer por la voz, los movimientos, o incluso por su afecto mutuo.

La falta de recuerdo o el olvido era otra posibilidad. La memoria se entiende como la capacidad para recordar experiencias o recuperarlas de nuestro cerebro. En las últimas décadas, las neurociencias han hecho asombrosos descubrimientos de enorme relevancia para nuestra vida en relación con el complejísimo campo de estudio que es la memoria. Entenderla para mejorarla. Pero, sobre todo, los avances nos muestran la grandeza de nuestro cerebro; su sorprendente imaginación como herramienta para facilitarnos una vida llena de posibilidades. El cómo y el dónde se almacenan los recuerdos han sido foco de estudio y muchos de sus secretos comienzan a desvelarse. Respecto al cómo, la frase que a menudo repito a mis pacientes cuando trato de animarlos a que ejerciten su memoria es tan gráfica como acertada «cada vez que aprendemos algo, son dos neuronas que se unen». En un segundo resumo años de meticulosa investigación por parte de tantos neurocientíficos, anónimos y reconocidos, comenzando por Santiago Ramón y Cajal, que en 1928 fue pionero en sugerir que el proceso de aprendizaje podía estar relacionado con cambios morfológicos duraderos en las sinapsis. Estudios realizados por Eric Kandel y su equipo con una babosa marina, un caracol sin concha con un sistema neuronal muy simple, confirmaron dicha hipótesis. Las sinapsis o ese diminuto espacio de comunicación entre neuronas es clave para que un recuerdo quede grabado. Y, respecto al cómo se codifica un recuerdo, también Kandel y su equipo apuntaron alto y certero. Mediante un proceso llamado «potenciación a largo plazo», cada vez que dos neuronas se disparan juntas se fortalece su enlace y con el tiempo quedan permanentemente unidas, formándose una determinada memoria. Así pues, un recuerdo puede definirse como un canon o grupo de neuronas que se excitan juntas según la misma pauta cada vez que se activan. Y las dendritas o ramas de las neuronas resultan esenciales en este proceso. A mayor número de dendritas, más conexiones. Estas, a su vez, son capaces de cambiar de morfología en función de la experiencia. Apasionante campo de investigación. De los animales con estructuras neuronales extremadamente simples al cerebro humano. De lo sencillo al infinito. Encontrar un recuerdo determinado en el cerebro. Localizarlo. La biblioteca de las palabras, la emoción del primer beso, esa noche especial, la figura de nuestra madre. ¿Existe un baúl de los recuerdos?

Las neurociencias también han encontrado respuestas a esta pregunta. Resulta que todo parece indicar que no existe ningún almacén propiamente dicho, sino que pedazos de un recuerdo determinado están almacenados en diferentes redes neuronales por todo el cerebro y que las piezas se juntan al recuperarlo. En consecuencia, los recuerdos hay que reconstruirlos cada vez que los evocamos. Y más sorpresas, pues las investigaciones apuntan a que nuestro cerebro reconstruye los recuerdos a partir de un número manejable de elementos procedentes de experiencias reutilizables: el recuerdo de una disputa, un escalofrío o un sofoco; piezas de un rompecabezas aplicables a una infinidad de rompecabezas distintos. Dónde se reconectan, cómo se juntan. También hay respuestas a esto. De la memoria a corto plazo a la memoria a largo plazo; del lóbulo frontal al hipocampo, incluido dentro del lóbulo temporal; una y otra vez remitiéndose una determinada información hasta que se consolida. Y todo apunta a que la fase REM del sueño es determinante para esta reproyección. Con el tiempo, los recuerdos quedan afianzados en la corteza cerebral y ya no necesitan el hipocampo para ser recuperados, porque la lección o la experiencia se memoriza para siempre.

Ya sin la madre al teléfono y tras mis reflexiones sobre conocimientos básicos en relación con el caso en cuestión, reviso de nuevo la resonancia craneal del joven. Miro con detenimiento las áreas temporales y frontales ya que lo que estoy buscando es una lesión que explique la desaparición del recuerdo de la madre. De encontrarla, Premio Nobel. Ninguna lesión; ni premios, ni agradecimientos; ni idea de lo que le ha podido suceder al cerebro del joven tras el traumatismo craneal. Antes de colgar, he quedado con la madre en que, en cuanto abramos la consulta, le realizaremos un test amplio de todas sus funciones superiores para completar el estudio. Esperar a las pruebas, ganar tiempo, semanas para la esperanza de una madre abrumada por la situación; de resultar normal el test y continuar sin recuperarse de una pérdida de memoria tan puntual como insólita, habrá que plantearse el realizar una consulta a Psiquiatría, padres incluidos.

2

Hay que atravesar la noche una y otra vez, se deben superar muchas noches para tener derecho a un poco de luz.

Oliver Py

Ya no cuento los días; vamos por la tercera semana, quizá la cuarta. Según los datos presentados con ilustrativos gráficos, aproximándonos al pico de la pandemia. Otros países se van sumando a su ritmo y a su suerte; las fronteras se van cerrando. Territorios patrióticos, culturales y ahora sanitarios como novedad a incorporar al carro de nuestras vidas enlatadas. Ante una situación inimaginable hace apenas un mes, nuestro cerebro resiste sereno mientras continúa centrando su atención en el presente. Pesan los muertos y una preocupante dificultad en doblegar la curva de contagios a pesar de no haber aflojado en el confinamiento estricto; sin embargo, la experiencia de despertarse con el futuro bloqueado, tal vez por ser generalizada, de momento no es lo angustiosa que cabría esperar.

Al estudio de la mente humana y su conducta se puede acceder a través de diversos caminos; desde la perspectiva de altos vuelos del filósofo a la visión microscópica del científico dedicado en exclusiva a la investigación de una proteína entre las más de diez mil que circulan en el interior de cada neurona. En la confluencia de todos ellos se esconden innumerables revelaciones; no obstante, en las últimas décadas, los avances en neurociencias han sido tan significativos y concluyentes que determinados conocimientos se muestran esenciales como guía de reflexión.

Que nuestro cerebro es producto de la evolución se constata tan solo al visualizar su anatomía. Superpuestos y en permanente intercomunicación, hay tres cerebros en uno. Impresiona constatar cómo sobre el encéfalo correspondiente a cada etapa evolutiva se han ido añadiendo nuevas áreas, conservando las antiguas. En la parte inferior se encuentra el tronco cerebral o «cerebro del reptil», donde se localizan los centros vitales para el control de la respiración y el latido cardiaco. Por encima de este se fueron desarrollando y conectando pequeños grupos de neuronas que forman un característico anillo: el sistema límbico. Se trata del cerebro de las emociones, nuestro cerebro animal: inconsciente y visceral; el sistema que recibe y envía señales en todas las direcciones, incluida la parte del cerebro más evolucionada: la corteza; y que mantiene una especial interrelación con las neuronas del área prefrontal o área humana por excelencia.

Cada vez que me detengo a pensar en esta pequeña zona mágica del cerebro, localizada en la parte inferior de ambos lóbulos frontales, me viene a la memoria la inquietante mirada de un paciente que dejó de visitarse conmigo y mi equipo hace ya bastantes años. Es como si lo tuviera sentado frente a mí. Sus ojos —imposible olvidarlos—, inexpresivos y al mismo tiempo con cierto brillo enigmático; su interior, enjaulado entre la más absoluta indiferencia y una indescifrable mezcla de amargura y paz; ni bondad, ni maldad, ni rabia, ni curiosidad; algo había en su mirada que no me ha abandonado desde entonces.

Solo al verlo entrar por la puerta me surgía la necesidad anímica de sonsacarle una sonrisa; reto utópico por lo constatado en anteriores visitas. Puntual, su mujer lo acompañaba a cuantas sesiones de rehabilitación y revisiones por mi parte fueran precisas, con la ilusión de recuperar un atisbo de lo que había sido su marido antes del accidente laboral. Dado el tiempo transcurrido, no se engañaba y sabía que no volvería a ser el mismo, pero deseaba tanto volver a sentirlo un poco —o, al menos, que fuera alguien, aunque fuera otro, un ser mínimamente social— que no dudaba en cargar con el esfuerzo que le suponía un desplazamiento de dos horas en tren hasta mi consulta. El traumatismo craneal por el accidente tan solo le había dañado una pequeña parte del cerebro: el área prefrontal. Carente de espontaneidad, inmóvil, permanecía sentado y se incorporaba y caminaba con normalidad cuando así se lo indicaba para la correspondiente exploración. Conservaba el lenguaje, si bien apenas lo utilizaba; respondía a órdenes sencillas y no tan sencillas con acierto y monosílabos. La lesión en dicha zona le había dejado vacío de iniciativa, incapacitado para planificar; en resumen, le había convertido en un ser sin ser, en apariencia plano y dependiente por completo.

El interrogante planteado por aquel entonces continúa abierto. Teniendo el resto del cerebro intacto —incluidas las estructuras encargadas de las emociones—, me preguntaba si, aunque fuera incapaz de expresarlos, el paciente tendría sentimientos, si, de alguna manera, en lo más profundo de su ser continuaba amando y odiando, sintiéndose vivo, albañil de profesión, marido algo seco de trato, aunque en el fondo cariñoso, apasionado del fútbol, según recordaba su mujer. ¿Dónde demonios estaba ese marido?, ¿era o no consciente de su situación? Parecía que no; lo más semejante a un autómata que había visto hasta entonces, y no recuerdo otro caso similar. Visita tras visita, prudente en mis intentos de sonsacarle una mínima sonrisa, recuerdo como si fuera ayer el día que entró en mi consulta algo más acelerado de lo habitual y deseándome los buenos días. Dos palabras espontáneas; las primeras tras meses de sesiones de estimulación en la unidad de Memoria de mi servicio de Neurología. Buenos días, sin sonrisa, pero al menos un rayo de esperanza, un pequeño avance en su evolución confirmado por su mujer, que se percató de mi perplejidad e ilusión y me comentó que en las últimas semanas se había mostrado más colaborador. Un pequeño milagro que nos animó a continuar con la rehabilitación presencial durante unos cuantos meses más, si bien, ante la ausencia de nuevos destellos de mejoría o avances significativos, optamos por mantener los ejercicios de estimulación cognitiva en su domicilio y distanciar las revisiones periódicas. No volvió a visitarse. Por su edad, lo visualizo canoso, sentado en su sofá frente a la televisión, inmóvil e impasible; su mirada, fija y eterna, encerrando por defecto el gran enigma de la existencia: la conciencia de uno mismo, la razón de ser persona. El área prefontal, qué zona más extraordinaria.

Desde el inicio del confinamiento me despierto más temprano de lo habitual. A nuevos tiempos, nuevas rutinas. Con la excusa de ir a buscar el pan, doy unas cuantas vueltas a la manzana. La saturación de los hospitales es de tal calibre que siento cierta incomodidad conmigo misma al saltarme un mínimo las normas. Las manos en los bolsillos, mascarilla que ya no me empaña las gafas desde que recibí un ilustrativo wasap al respecto; un paseo rápido que agradezco. Esta mañana he entrado en una farmacia. La escena presenciada es digna de relatarse al detalle.

En la cola, soy la segunda, tras una mujer en edad de estar resguardada del virus, en su casa. Una joven y amable dependienta le vende productos varios anticovid: tras el frasco desinfectante y las mascarillas, los guantes —«los que tenemos son estos»—, mostrándole el mismísimo modelo a disposición del consumidor que hay a la entrada de los supermercados. Caja con diez pares: diez euros. La mujer se dispone a pagarlos junto con el resto de la compra. Imposible contenerme. «Vamos a ver, al menos informe a su cliente del disparatado precio de esta birria de guantes y coméntele que quizá en alguna farmacia del propio barrio aún dispongan de cajas de cien y de muy superior calidad por el mismo coste de diez euros». «A nosotros nos los venden a este precio», me informa la dependienta sin levantar la mirada. Por la expresión de agobio de mi protegida, deduzco que me estoy metiendo donde no me llaman, así que opto por dar media vuelta y salir del local, entre frustrada e indignada, en dirección a mi casa. Mis pensamientos en ebullición: menudo diluvio nos espera, quien sueñe con la posibilidad de que esta pandemia represente un impulso para reconvertir este mundo en un lugar más idílico que se pase un rato por esta farmacia.

Llego a mi casa con algo de retraso respecto al horario autoexigido desde el inicio del confinamiento. Ojeo los mensajes de mi secretaria. Al matrimonio que encabeza el listado de llamadas lo recuerdo de un modo tan agobiante que me planteo dejarlo para el final. Tras unos segundos de aparente vacío mental, con la mirada congelada en dirección al techo, los entramados de mi cerebro de alguna manera han decidido por mí, pues, sin voluntad expresa, más bien lo contrario, me encuentro marcando el número en cuestión.

Por el tono de su voz, visualizo su peculiar expresión facial y sus exageradas gesticulaciones corporales mientras mira de reojo, malhumorada, a su marido, al que acompaña para la correspondiente revisión por mi parte desde hace unos dos años. Entre la desesperación y el hartazgo, si pudiera lo dejaría en mi consulta como a un recién nacido frente a la puerta de una iglesia. O quizá discutir sea su peculiar manera de quererse; ellos sabrán, no es mi tema y me alegro de ello, a pesar de que escogí especializarme en Neurología bajo el influjo de Freud. «Ya me dirá usted qué podemos hacer. Ahora le ha dado de nuevo por conducir. A saber cómo habrá conseguido este juego de llaves, con lo que me costó quitarle el otro. Parecía que al fin se había conformado, pero, justo ahora que nos recluyen en casa, en cuanto me descuido, baja al garaje y arranca el coche. Da vueltas por la ciudad; le gusta conducir, como única y antipática explicación; insufrible, en esos momentos lo lanzaría por el balcón. Tanto control policial y resulta que a él nadie le detiene, todo enterito para mí. Para colmo, nuestros amigos le dan la razón, o eso me dice el muy puñetero; ni una pizca de agradecimiento. Ni se imagina la cantidad de barbaridades que me suelta; bruja pelmaza, la más cariñosa; para matarlo». Entiendo la desesperación de la mujer, si bien, excepto repetir al paciente en cada revisión que no debe conducir dados sus fallos de memoria y no firmarle ningún certificado para que le renueven el carnet, no se me ocurren más alternativas de ayuda. De hecho, el paciente presenta tan solo un leve déficit de memoria reciente, y no se objetiva hasta el momento actual un deterioro tal que confirme la sospecha diagnóstica del posible inicio de un cuadro clínico de demencia.

En cada revisión, la misma impresión, apoyada en dos ocasiones por una exhaustiva exploración de sus funciones superiores. No obstante, si su mujer aprecia que se despista o desorienta, o bien presencia cualquier susto al volante, no debe conducir. A sus ochenta años, según lo observado en cada visita, me inclinaría por la posibilidad de que pudiera continuar al volante con la debida prudencia: trayectos rutinarios y de corta duración para no cansarse; aunque, ante la duda, lo sensato es insistirle en que no conduzca. Por lo demás, confieso que mi empatía se decanta netamente hacia su lado. La mujer me agobia y no acaba de entender que no la puedo ayudar más de lo que intento en cada visita. Al teléfono, la escucho, habla y habla enroscada en su bucle. La historia me trae a la memoria una espléndida novela de Jonathan Franzen, *Las correcciones*, que te invita a reflexionar sobre la familia o ese caldo de cultivo en el que transcurre nuestra vida; amores y desamores, apegos y angustias, un sinfín de contradicciones. El protagonista es un hombre que lleva a su manera la enfermedad de Parkinson, que choca de frente con cómo le gustaría a su mujer que la llevara: que se esfuerce y mejore para que nada cambie —su vida, sus cruceros—, mientras que el paciente prefiere su casa, su sillón de siempre— el adaptable, regalo de sus hijos, ni estrenarlo—; todo eso creo recordar, puesto que han pasado bastantes años desde que lo leí o, más propiamente dicho, devoré, atrapada por la historia. Lo cierto es que, en ocasiones, ficción y realidad se entremezclan; entre los pacientes y mis lecturas, la vida como un todo. De la ficción se aprende hasta el punto de que «la verdad está en la ficción», frase del escritor Martin Amis que guardo en el cajón de mis axiomas preferidos.

Continúa al teléfono la mujer del paciente que no debería conducir. Y menos ahora que no está permitido; dato conductual que apoya el posible inicio de una demencia, a pesar de que, de momento, no se constate con claridad en las sucesivas revisiones. «Por favor, en cuanto volvamos a su consulta, dígale que no puede conducir, que camine, que se esfuerce y no se quede todo el día viendo la televisión», curiosa coincidencia entre la mujer de ficción y la de mi paciente. Me despido asegurándole que le volveré a insistir en ello. Si tuvieran hijos, sería de mucha utilidad clínica poder hablar con ellos, indagar en detalles y fallos cotidianos más allá de los que pueden ocurrir por la propia edad; pero no los tienen. En mi despacho, los tres frente al caos y, por mi parte, no me voy a sentar de copiloto de mi paciente, ni es misión mía llamar a la grúa para que se lleven su coche al desguace. Por cierto, excelente sugerencia para los médicos encargados de renovar el carnet de conducir a las personas de edad avanzada: una vez pasada la revisión habitual, darse unas cuantas vueltas como copilotos.

Antes de pasar a la siguiente consulta, me levanto y pongo Bach. Escucharlo de fondo me relaja, me impulsa hacia dentro.

La toma de decisiones. Dónde situar la chocante reflexión respecto a que mi cerebro haya sido el responsable de seleccionar la opción de llamar a este matrimonio, en vez de dejarlo para el final, en contra de mis deseos y sin que me haya sentido consciente de ello. ¿Somos nuestro cerebro o nuestro cerebro sobrevuela muy por encima de nosotros mismos? Pues resulta que determinadas investigaciones apuntan hacia esta última afirmación; fascinante hipótesis que, de confirmarse, obligaría a repensar un concepto tan básico en la condición humana como es el de la libertad. No he vuelto a leer ningún artículo al respecto; sin embargo, desde que escuché en directo, hace ya unos cuantos años, al neurocientífico Michael Gazzaniga explicar su teoría sobre la toma de decisiones con la brillantez de los grandes comunicadores, no puedo dejar de sentir que esa hipótesis encierra una gran verdad. La mente enfrentada a caminos alternativos; intriga y dudas sobre lo que podría haber sido de haber tomado otra decisión. A través de avanzadas técnicas de neuroimagen, se ha logrado algo inimaginable hace apenas unos años: visualizar el cerebro en acción; pensando, memorizando, hablando, haciendo cálculos matemáticos, leyendo, escuchando música, tomando decisiones, entre un sinfín de actividades cerebrales. Tal vez se trate de un acercamiento en exceso entusiasta, pero me atrevería a afirmar que las neurociencias están alcanzando un nivel donde se empieza a tener la impresión de que cualquier pregunta existencial puede llegar a ser contestada. Te metes en el aparato; piensas en tal o cual asunto y determinadas áreas cerebrales se encienden. Pues bien, a través de esta avanzada tecnología, los estudios realizados por Michael Gazzaniga apuntan a que nuestro cerebro sigue los siguientes pasos cuando se enfrenta a distintas opciones: en primer lugar las analiza, luego escoge la que considera más oportuna, y solo después de esto nos enteramos nosotros; es decir, antes de que seamos conscientes de la decisión tomada, nuestro cerebro ya ha decidido por nosotros (por ejemplo, en mi caso, marcar el número de móvil de quien en principio prefería dejar para el final).

Tomar decisiones que afectan a la vida de otra persona es el principal peso de ejercer la medicina. Es esta una profesión donde, además del máximo conocimiento en constante actualización, la experiencia se muestra esencial, si bien ni el más preparado de los cerebros está libre de cometer errores, en ocasiones irreparables. La siguiente llamada es un ejemplo de la encrucijada en la que nos encontramos cotidianamente los médicos. De entrada, el caso me sitúa en una posición complicada, ya que de lo que aconseje o desaconseje pueden derivar nuevos problemas para la paciente o, por el contrario, mejorar su calidad de vida. Sin embargo, estoy encantada de aportar mi opinión, pues soy consciente de su fidelidad y confianza, transmitidas en cada revisión; tres o cuatro visitas anuales, las suficientes para haber entablado una excelente relación médico-paciente, marido incluido.

Tras la última conversación que mantuvieron conmigo, lo han estado pensando con calma y han optado por esperar a después del verano para decidir cómo actuar, según me comenta la mujer, que es la que se ha puesto al teléfono. Además, las actuales circunstancias, derivadas de la pandemia, obligan a ello. La llamada era para comentarme que el traumatólogo leyó mi informe, pero no modificó su criterio en relación con la necesidad de intervenir, dado que la artrosis de ambas rodillas es severa e irá empeorando. Primero pondrían una prótesis y, en cuestión de meses, la otra. La rehabilitación posterior resulta crucial y para optimizarla hoy en día se dispone de unos aparatos adaptados que se pueden alquilar a domicilio y sirven para ir ganando grados de flexión articular durante el proceso de recuperación.

El caso es que la paciente está deseando caminar con más seguridad y autonomía, y la esperanza de que mejore tras la intervención de las rodillas es real. No la quiero desanimar, pero considero que la posible mejoría no será tan significativa como para que le compense pasar por el quirófano. Llevo unas cuantas visitas insistiéndole en que recurra a tratamientos locales antes de operarse; todas las infiltraciones que el traumatólogo considere oportunas. Pero va quedando claro que la solución para sus rodillas pasa por la prótesis. Recién cumplidos los ochenta años, aún factible la intervención, el problema radica en que su trastorno de la marcha es en gran medida debido a la enfermedad de Parkinson que padece y, aunque a la paciente le limita considerablemente su día a día, desde el punto de vista de la exploración neurológica, podría caminar mucho peor. De momento, da pasos cortos al iniciar la marcha que enseguida se amplían lo justo, y efectúa giros torpes y algo inestables sin llegar a caerse. El esfuerzo de acudir a un centro de rehabilitación especializado dos veces por semana no le estaba resultando todo lo beneficioso que desearía. Y, respecto a la medicación pautada, en sucesivas visitas le he ido añadiendo nuevos fármacos con una discreta mejoría a la exploración que ella no aprecia de modo significativo.

Las rodillas le duelen y andaría mejor de no ser por ello, sin embargo, siendo realista, pienso que su caminar variará muy poco con la intervención. Eso traté de explicarle en la última visita. La decisión es suya y, si se inclina por operarse, me parecerá correcto. Recuerdo haberme puesto en su lugar y haber pensado que yo también me plantearía la posibilidad de operarme para intentar no depender de parejas u otros acompañantes. A pesar de que la enfermedad de Parkinson es un proceso irreversible y de curso progresivo, hasta el momento ella evoluciona relativamente bien, aunque sin la deseada autonomía para tantas actividades que le gustaría realizar. Así pues, el maldito coronavirus, en esta ocasión, nos da unos meses de respiro al retrasar la decisión final, que intuyo será operarse; ojalá no se complique y que las dificultades para caminar de mi paciente mejoren, y no empeore su enfermedad de base ni sufra en exceso durante el periodo de recuperación. Quedamos en que mi secretaria la llamará para darle hora en unos dos meses. Semanas para la reflexión y reapertura de las visitas presenciales. De nuevo intentaré explicarle mi criterio, reacio a la intervención, dado que el postoperatorio se presupone en exceso complicado y las posibilidades reales de mejoría se presentan muy improbables; mínima rendija que mucho me temo no seré capaz de cerrar.

Realmente, qué difícil es desanimar a un paciente en una decisión concreta y animarle a tomar la de no hacer nada; en determinadas ocasiones, lo más sabio. Así se evidencia en *Ante todo no hagas daño*, libro del neurocirujano Henry Marsh, donde expone con admirable sinceridad su propia experiencia ante intervenciones donde el deseo de evitar recidivas y lograr la curación de sus pacientes venció a la prudencia de extraer menos tumor del que al final extrajo, lo que hubiera sido preferible no hacer una vez comprobado el resultado. La experiencia ayuda, pero no es ni mucho menos infalible. Reconocerlo es tan sabio y noble como difícil; de las actitudes vitales más respetables y, sin embargo, una excepción en el campo de batalla que es esta sociedad, donde un pequeño error médico te hunde y mil aciertos pasan desapercibidos. *A posteriori*, es sencillísimo acertar en la elección ideal para cada caso en particular. «Solo hacen falta tres meses para aprender a hacer una operación correcta, pero más de treinta años para saber cuándo no hacerla», frase que subrayé en el libro de Marsh; «dudas *a priori* hasta el punto de bloquearte e ir retrasando en exceso la decisión», añadiría yo por experiencia personal, y eso que no me caracterizo por ser una persona en especial dubitativa.

El tema de la personalidad, o lo que llamamos manera de ser, me interesa en especial y soy bastante observadora al respecto en mi vida cotidiana. No obstante, cuando ese conjunto de rasgos emocionales, actitudes y hábitos de conducta que configuran la personalidad de cada uno traspasa el límite de lo saludable, se entra de lleno en el campo de la psiquiatría, que lleva décadas agrupándolos con base en síntomas conductuales más o menos similares. Desde rasgos paranoides o de desconfianza exagerada hasta falta de interés social, pasando por personas en exceso emotivas, histriónicas, narcisistas u obsesivas; un sinfín de prototipos y matices. La personalidad se forja desde temprana edad con implicación directa de factores genéticos y del entorno ambiental. Los trastornos mencionados, que requieren ser analizados y tratados por parte de la psiquiatría, por lo general comienzan a manifestarse en la adolescencia o en adultos jóvenes. En la práctica diaria, los neurólogos clínicos visitamos con relativa frecuencia a pacientes que consultan por bruscos cambios de conducta que pueden ser debidos a factores secundarios —como un tumor cerebral, un cuadro infeccioso por una encefalitis vírica o presentarse en el contexto de una enfermedad cerebral degenerativa—; aun así, la indagación a fondo de la personalidad forjada desde la infancia corresponde al especialista en psiquiatría.

La personalidad de mi paciente con párkinson que se resiste a rendirse en absoluto es patológica. Optimista y valiente, me recuerda a la de mi padre: sintiéndose joven y con ganas de vivir y continuar con sus proyectos, responsabilidades e ilusiones hasta el último de sus días, falleció a los ochenta y dos años por un cáncer que venció a su cuerpo, pero no a su alma, espíritu o personalidad. Porque, incluso en pacientes cuyo avanzado deterioro cognitivo les provoca una incapacidad para reconocer a su propia familia, suele acompañar a su declinar mental algún detalle de su manera de ser que resiste al tiempo y a la enfermedad; y quién sabe si tal vez a la propia existencia.

Una de las últimas llamadas del día ha resultado ser un caso gratificante en cuanto a la evolución del cuadro clínico consultado y el acierto de mis consejos; uno de esos casos que acabo de referir respecto a una aparición más o menos súbita de alteración de conducta. Llama su mujer. El paciente ha mejorado mucho con la medicación pautada por mi parte: un antidepresivo con efecto antipsicótico que ayuda a conciliar el sueño.

Me alegro y, al mismo tiempo, me resulta contradictorio ante los datos obtenidos en el test cognitivo amplio realizado días antes al confinamiento. Según reviso en su historia clínica anterior al cuadro actual, iniciado tres o cuatro meses atrás, el paciente, de setenta y seis años, llevaba una vida activa e incluso continuaba gestionando su negocio con buen rendimiento. Un día su familia comenzó a observar en su conducta llamativos despistes y fallos en actividades cotidianas tan elementales como escoger la ropa para vestirse, además de alarmantes momentos de confusión y absurdos recelos; unos días fatal y otros más centrado, aunque, desde entonces, se encontraba lejos de ser el de antes.

Había acudido a mi consulta semanas antes del inicio de la pandemia con una resonancia craneal y una analítica de sangre, solicitada por su médico de cabecera, cuyos resultados eran normales. En la visita conmigo, el paciente se mantuvo en exceso callado, aunque colaborador. A las preguntas directas respecto a su capacidad de orientación, lenguaje y memoria cometió algún error, pero sin datos concluyentes de un deterioro cognitivo amplio. Todo apuntaba a que el paciente había presentado un cuadro confusional agudo, bien estudiado por su médico de cabecera, excepto por el hecho de que en la fase inicial habría sido apropiado realizarle una punción lumbar para descartar una posible encefalitis. Pasado el tiempo referido y dada la progresiva y espontánea mejoría, le aconsejé realizar una nueva resonancia craneal para ayudar a confirmar o descartar dicho proceso infeccioso con la evidencia o no de las típicas secuelas en los lóbulos temporales.

Antes de concluir la visita, le pregunté a la familia por su estado de ánimo previo al comienzo del cuadro actual y me reiteraron que, a excepción de cierto estrés en el negocio, que le costaba delegar en el hijo que los acompañaba en la consulta, no habían objetivado ningún problema fuera de lo normal. Dado que presentaba un persistente insomnio a pesar de los ansiolíticos pautados por su médico de cabecera, opté por la medicación ya comentada ante un posible cuadro depresivo acompañado de algún rasgo psicótico o de delirio. El seguimiento sería clave. Necesitaba realizarse un test amplio de sus funciones superiores, que se podía posponer hasta ver cómo respondía a la medicación. La mujer me pidió realizarlo cuanto antes. Me enviaba adjuntado al correo el resultado de la nueva resonancia, que no mostraba lesiones cerebrales, y el informe detallado del test, que ponía de manifiesto fallos sugestivos del inicio de una demencia tipo enfermedad de Alzheimer; es decir, un cuadro degenerativo cerebral que progresa lentamente y que requiere de al menos seis meses para poder concluir dicho diagnóstico. En el caso de este paciente no se cumplía este requisito, si bien no se podía descartar, pues, con bastante frecuencia, los fallos de memoria en un estadio inicial de esta enfermedad suelen pasar desapercibidos, incluso durante años, al considerarse como propios de la edad y no se consulta por ello hasta que son de una evidencia alarmante. Quedamos en continuar con la medicación pautada, cuyo efecto estaba resultando tan positivo, y que en un par de meses volvieran a revisión. La mujer, serena y discreta, correcta hasta el punto de retrasar el envío de las pruebas y la llamada para no molestarme en plena pandemia. Suele ocurrir; a mayor amabilidad, menos presión al médico, lo cual se agradece, aunque para eso estamos, sobre todo para esas personas cuya amabilidad y respeto te reconcilia con una profesión que va camino de perder hasta la bata.

Después de colgar, continué centrada en el caso. La evolución resultaría determinante para el diagnóstico. De momento, me podía sentir satisfecha por el acierto en la medicación pautada. La mejoría referida por la familia apuntaba a un cuadro clínico llamado «pseudodemencia depresiva», es decir, un estado de depresión severo que cursa con síntomas superponibles a los de una demencia. Cuántas veces habré pautado un antidepresivo con la remota esperanza de que el supuesto deterioro cognitivo del paciente pudiera mejorar con dicha medicación, y cuántas veces el cuadro clínico ha terminado decantándose hacia una demencia degenerativa tipo alzhéimer. Esta enfermedad aumenta su prevalencia con la edad, llegando a afectar al 40 por ciento de la población de más de ochenta y cinco años, y, dado el progresivo envejecimiento de las sociedades llamadas modernas, ya está comenzando a ser una auténtica plaga; de no encontrarse en los próximos años una medicación que al menos frene por completo, y no solo enlentezca, su progresión, no tardará en llegar el día en que media población sea incapaz de acudir al trabajo por tener que dedicarse a cuidar a la otra media, afecta de esta patología. Las investigaciones avanzan, cerrando y abriendo puertas a la esperanza, aunque ahora el COVID-19 acapara toda la atención.

Termino las llamadas y la revisión de los correos del día; en concreto, seis consultas, cuando por lo habitual nuestra centralita no cesa de sonar; miedo al virus o contención, que puede acarrear retrasos en diagnósticos y tratamientos vitales. El esfuerzo de mantener abierta nuestra consulta no podrá ser indefinido, sino de corto recorrido. De momento, toca resistir al pie de este desconcertante cañón, entre la resignación y la inquietud por un posicionamiento personal que considero correcto y comprensible dada mi edad y especialidad —alejada hace años del paciente ingresado— y, aun así, que siento como demasiado pasivo en comparación con la tremenda batalla en la que se encuentran inmersos mis colegas médicos en los hospitales, sin tiempo para descansar ni las protecciones más indispensables contra un virus tan contagioso y agresivo en tantos casos.

3

El conocimiento como Don. No hay recuerdo sino reminiscencia.

PLATÓN

Hoy me he despertado con una noticia fantástica. La foto de mi tercer sobrino nieto recién nacido. Absorta en la excepcionalidad del momento, olvidé su inminente llegada, y el impacto de verle con su gorrito blanco, apoyado sobre el pecho de su madre, me ha emocionado. Amun, una nueva vida entre nosotros.

Si tuviera que escoger un libro de divulgación científica de los muchos que he leído, sin duda me quedaría con el escrito por James D. Watson, *ADN. El secreto de la vida*, donde su autor desvela con la maestría y autoridad de un premio Nobel el complejísimo campo de la genética hasta convertirlo en una apasionante aventura. Y eso es la vida, querido Amun; lo que serás o no serás lo llevas en parte escrito en tu interior. Al igual que el resto de los seres vivos, el núcleo de las células de tu organismo contiene el material genético heredado de tus padres, que equivale a un mosaico aleatorio de los genes de tus cuatro abuelos. Un libro de instrucciones en cada una de tus células. Descifrarlo ha sido uno de los retos más increíbles alcanzado por la humanidad. Entender cómo los genes producen proteínas para controlar el funcionamiento de nuestro organismo tiene una enorme relevancia científica. No obstante, en nuestra vida cotidiana, debemos tener muy presente que, sin los estímulos del exterior, esos genes y esas proteínas caerían en la nada. Genes y entorno, estímulos y motivación, esfuerzo y osadía: el volante de tu destino. Para ti, la luna. De entrada, contemplarte es un regalo maravilloso.

Salgo a pasear; un paseo al fin permitido. Caminar me despeja, me entretiene integrarme en el ambiente a través de sus sonidos, por lo que no suelo ponerme auriculares. Sin ruido, sin coches, el aire limpio; no añoro la ciudad de antes, aunque comienzo a sentir cierta sensación de jaula colectiva. Evito criticar la gestión de esta pandemia, de complejidad extrema, si bien me cuesta mantenerme al margen de determinadas decisiones. Se empieza a constatar que este virus resiste al actual confinamiento estricto. Urge multiplicar los recursos sanitarios, además de rezar para que este maquiavélico enemigo reduzca su agresividad. A diferencia de las bacterias, seres unicelulares considerados los primeros habitantes de la Tierra, los virus están compuestos únicamente por genes y proteínas que dependen por completo de las células de otros organismos para su propia subsistencia. Con base en ello, cierta luz y altas dosis de fantasía, no les interesa exterminarnos. Mientras paseo, compruebo la hora en el móvil. Vuelvo a mirar la foto enviada por mi sobrina. Su expresión irradia la felicidad que supone tener apoyado a su hijo sobre el pecho y el alivio de haber dejado atrás el dolor del parto. El instinto materno no necesita consejos, pero los avances en el conocimiento del desarrollo cerebral son tan significativos que asomarse a ellos resulta una experiencia como mínimo reveladora.

Lo primero que sorprende al adentrarte en este campo es que lo que parece un primer año de vida monótono y pasivo resulta ser un auténtico torbellino de actividad neuronal, de vital importancia estimular. Al nacer, el cerebro dispone de unos doscientos mil millones de neuronas. Pues bien, en pocos meses ese número queda reducido a la mitad. Ni un segundo que perder. Cada neurona debe buscar su sitio, agruparse con otras para formar sus correspondientes redes funcionales. Las que no lo logran, mueren. Es una especie de poda. Como moldear una escultura. Y cada cerebro se va moldeando a medida que recibe estímulos del exterior. Sin luz, las vías visuales no se desarrollarán y se perderán las neuronas especializadas en esta función. Ver, oír, gatear, andar, hablar; sin apenas esfuerzo, el niño va adquiriendo las diferentes habilidades a medida que las estructuras cerebrales responsables de cada una están suficientemente desarrolladas. Sin necesidad de un aprendizaje explícito, en los primeros dos o tres años de vida el niño adquiere cualquiera de los idiomas a los que se vea expuesto, y el único requisito es oírlos; pero debe, en efecto, oírlos. Y lo mismo ocurre con el resto de las funciones: calor, amor, luz, color, sonidos. Cada una de ellas con su ventana de oportunidad. Es dramático comprobar cómo, en ausencia de determinados estímulos, el normal proceso de desarrollo cerebral se ve alterado. El caso del ojo vago es un claro y crudo ejemplo; de no corregirse a tiempo, debido a la ausencia de estimulación visual, terminará funcionalmente ciego. Cada actividad cerebral tiene su propio periodo crítico. Menos mal que el instinto materno hace que una madre sepa cómo estimular a sus hijos sin precisar de manuales; hablándoles, abrazándoles. Sin necesidad de aprendizaje explícito, el niño adquirirá dos o tres idiomas con solo escucharlos durante el periodo de tiempo considerado crítico para el lenguaje. Increíble evidencia. Y ello nos lleva directos a la conclusión de que nuestro cerebro, lejos de nacer plano, es un misterioso saco repleto de tesoros a cultivar. «El conocimiento como Don. No hay enseñanza sino reminiscencia», se adelantaba Platón a los avances en neurociencias que apuntan en dicha dirección. El cerebro está lleno de enigmas y sabiduría, como demuestra la compleja batería de reglas gramaticales que el niño adquiere al vuelo y sin esfuerzo, en despiadado contraste con las infinitas horas que mi cerebro lleva sumadas tratando de alcanzar un nivel aceptable de inglés al no haberlo adquirido en esos primeros años de vida.

La llamada de un amigo para comentarme el caso de su hermana me ha impactado de un modo especial. En cuanto se normalicen las consultas médicas, programaré las pruebas aconsejables para evitar en lo posible un ictus. De hecho, el estudio para la prevención de la patología vascular cerebral debería incluirse dentro del chequeo rutinario a partir de cierta edad —rondando los sesenta años, e incluso antes—, además de un control periódico de los factores considerados de riesgo vascular —hipertensión arterial, diabetes, colesterol y consumo de tabaco y alcohol—. Realizarse una ecografía de las arterias carótidas, a nivel de cuello, y una revisión del corazón para descartar potenciales fuentes de trombos o embolias es tan sencillo como necesario. Saber o no saber, dilema en ocasiones cuestionable, si bien, en estos casos, saber y diagnosticar a tiempo a menudo resulta vital.

Aún joven, menos de sesenta años, la hermana de mi amigo se encontraba cenando con su familia, cuando, de repente, se quedó sin poder hablar; entendía bien, pero no le salían las palabras. Al mismo tiempo, notó que apenas podía mover las extremidades derechas. La rapidez de su traslado a una unidad de ictus había resultado crucial. En los últimos años, los avances en el tratamiento de esta patología vascular cerebral están siendo de gran eficacia, pero no hay un minuto que perder. Antes de que sea demasiado tarde, es preciso actuar. La arteria intracraneal obstruida —por un trombo desprendido de las arterias carótidas o vertebrales, o bien por un émbolo lanzado por el corazón— debe detectarse a tiempo mediante las pruebas de imagen correspondientes y así poder utilizar la técnica adecuada para liberar el paso y restaurar la circulación hacia un tejido cerebral que sin irrigación se necrosa y muere, con la consiguiente secuela neurológica dependiendo de la zona afectada. Seis horas máximo; en algunos casos, el margen puede extenderse un poco más. Cada minuto cuenta. Avisar a una ambulancia y llegar a dichas unidades especializadas lo antes posible. Si el trombo o émbolo es accesible por vía intraarterial, mediante un catéter se llega al vaso obstruido y se extrae. En el caso de que el vaso sea una rama demasiado pequeña para poder acceder a ella, otros tratamientos como la fibrinólisis endovenosa pueden deshacer el trombo. Las unidades de ictus formadas por equipos médicos multidisciplinares de guardia están preparadas para realizar las pruebas y la alternativa terapéutica adecuadas en cada proceso clínico.

Cuando acude a mi consulta algún paciente que, gracias a la rápida actuación de estas unidades, no presenta ninguna de las secuelas derivadas de no haberle extraído el trombo a tiempo, me reconcilio con el progreso de una civilización en muchos aspectos desesperante. Espectaculares avances clínicos tanto en el ámbito tecnológico como de investigación y experiencia médica que hacen posible que una persona no pierda el habla, que pueda seguir con su vida intacta, cuando hace apenas una década se hubiera encontrado con graves secuelas permanentes. A la hermana de mi amigo le detectaron una obstrucción de la arteria cerebral media por un émbolo procedente del corazón debido a una arritmia que desconocía presentar. Consiguieron extraerlo y restaurar la circulación, si bien las imágenes de la resonancia mostraban que una zona de la corteza frontal izquierda, irrigada por dicho vaso, había resultado dañada. Llegó a la unidad de ictus a tiempo para intentar extraer el trombo y evitar que gran parte del tejido cerebral sin riego por la obstrucción quedara dañado de modo definitivo, aunque demasiado tarde para que un área esencial del lenguaje hablado no resultara afectada. Tras el ingreso hospitalario, fue trasladada a un centro de rehabilitación. Su progresiva mejoría era esperanzadora; sobre todo la movilidad de sus extremidades. El habla le costaba más, si bien comenzaba a expresarse con un poco más de fluidez. En el centro especializado, de máximo prestigio, la mejoría que apreciaban era un dato muy positivo, aún disponía de meses para que su cerebro se fuera recuperando de las secuelas; sinceros comentarios estos por mi parte, intentando aportar a mi amigo confianza y apoyo. La zona infartada o necrosada no se modificaría, sin embargo, el tejido adyacente no dañado podría ir adquiriendo las funciones correspondientes al área afectada. Mi amigo llevaba años viviendo en Nueva York, sentía no haberme avisado antes, todo había sucedido a ritmo de pesadilla. Me ofrecí para lo que quisiera: «Cualquier cosa, me llamáis».

La patología vascular cerebral sigue siendo frecuente, a pesar de que cada vez existe más concienciación por parte de la población en general respecto a la necesidad de realizar un buen control de los factores de riego. El tabaco continúa siendo una cruz. Nosotros confinados en nuestras casas y los estancos, abiertos. Es evidente que crea adicción y suprimirlo de nuestros hábitos requiere no solo de esfuerzo, sino en muchos casos de ayuda médica. Sin embargo, más allá de impactantes imágenes en los paquetes de tabaco, que el cerebro del fumador parece ignorar con destreza, resulta chocante la ausencia de una estrategia contundente a nivel mundial para su definitiva supresión. Mis conocidos y pacientes han escuchado más de una vez lo que se me quedó grabado en una conferencia: más de cuatro mil sustancias añadidas, cuatrocientas tóxicas, cuarenta cancerígenas.

El alcohol es otra batalla que, por lo general, no plantea problemas de salud si su ingesta es puntual o muy moderada. Sin embargo, no hay que confiarse, pues no es infrecuente que acudan a mi consulta pacientes que refieren no ser en absoluto bebedores habituales de alcohol e, indagando al detalle, resulta que, entre vino, cervezas y otros licores, la suma diaria excede ampliamente el límite más o menos permitido según cada caso particular.

Esta misma semana he tenido dos consultas relacionadas con sospechas de avisos de accidentes isquémicos transitorios; periodos cortos de tiempo —de minutos a horas— en los que de repente uno pierde la visión de un ojo, o el habla, o nota debilidad en una mano, entre otros déficits neurológicos. Cuando esto ocurre, es el momento de actuar sin demora; aún se está a tiempo de que el aviso quede en un susto sin secuelas de ningún tipo. Preocupa el confinamiento actual, pues la consiguiente disminución en las consultas médicas de todo lo que no sea sospecha de COVID-19 debe de haber comportado que muchos de esos cuadros clínicos transitorios hayan quedado silenciados en su casa. La figura del médico de cabecera es necesaria en muchísimos aspectos, pero muy en especial en determinados momentos como estos. La posibilidad de consultarle por teléfono y que realice una primera valoración es un privilegio que debería generalizarse.

Respecto a las dos llamadas que he recibido, las dos han

resultado ser claros avisos de accidentes isquémicos cerebrales transitorios debidos a placas de ateroma en una de las dos carótidas internas a nivel del cuello. De haberse realizado antes el chequeo rutinario aconsejado se habrían pautado las medidas terapéuticas adecuadas para prevenir el desprendimiento de trombos hacia la circulación cerebral. No obstante, en estos dos casos, dado que ambos pacientes tan solo habían tenido avisos de accidentes isquémicos transitorios, aún se estaba a tiempo de evitar un daño cerebral irreversible.

Los dos rondando los setenta años, todavía son jóvenes en lo que a la medicina respecta, en el sentido de que se trata de una década donde aún se suele estar en buenas condiciones para sobrellevar las exploraciones y cirugías oportunas. El primer paciente en cuestión había acudido a mi consulta días antes del confinamiento y le había solicitado una ecografía de carótidas urgente por haber presentado en el intervalo de unas horas dos episodios de torpeza repentina en una mano, con la consiguiente caída de lo que en ese momento sostenía. Fueron de tan corta duración que casi los descarté como relevantes pensando más en un problema de adormecimiento puntual de la extremidad por la posición, aunque el paciente se mostraba convencido de la importancia de lo sucedido. Escuchar a la persona que tienes enfrente. Me costó años de ejercicio aprenderlo. La sabiduría del médico y la intuición del paciente. En todo caso, ante repentinos avisos de una posible focalidad neurológica, el estudio es obligado y urgente.

El resultado de la ecografía de este paciente mostró una obstrucción en apariencia completa de la carótida sintomática, es decir, la contralateral a la mano afectada. Esta obstrucción debía confirmarse con una angiorresonancia, pues, de ser completa, el riesgo de ictus o infarto cerebral ya había sido superado en el momento crítico del cierre del vaso, cuando de la circulación correspondiente a dicha arteria pasó a ocuparse la otra carótida gracias a la existencia en el interior del cerebro de pequeños vasos comunicantes. Y esto es lo que le había sucedido, dado que la angiorresonancia —cuyo resultado e imágenes me acababa de enviar por correo electrónico— confirmaba la obstrucción completa observada en la ecografía. Le indiqué la medicación antiagregante plaquetaria oportuna y le solicité una analítica de control. Dentro de todo, podía estar tranquilo, en cuanto abriera mi consulta le avisaríamos y se lo explicaría con detalle. A partir de ahora se trataba de cuidarse y vigilar cada cierto tiempo la carótida que le quedaba intacta.

El otro caso podría haberme resultado mucho más complicado y estresante dado el confinamiento, con la consiguiente dificultad añadida para organizar con urgencia cualquier consulta a los especialistas indicados. Sin embargo, el médico de cabecera había sido tan eficaz que la paciente me llamaba con todas las pruebas ya realizadas y el quirófano reservado para el día siguiente por parte de un cirujano vascular de máximo prestigio especializado en este tipo de intervenciones. Todo organizado, solo me pedía mi opinión para decidirse.

Las estenosis de la carótida interna superiores al 70 por ciento, en especial si han dado algún aviso, se operan. Y este era su caso. En determinados pacientes, ya sea por su edad u otras causas, existe la opción de acceder a la estenosis de la carótida a través de un catéter y colocar un *stent* o espiral diminuta que expande la arteria estrechada y la mantiene abierta. En este caso, el cirujano vascular había optado por la técnica de abrir la carótida y retirar la placa causante tanto del estrechamiento como de los posibles trombos que pudieran expulsarse hacia el interior de la circulación del cerebro. Eso le había sucedido. En una semana, tres episodios de repentina pérdida del habla durante unos minutos. Pasado ese tiempo, se recuperaba por completo. No obstante, la sensación de perder de repente el lenguaje había sido escalofriante, según me había detallado; entendía bien, sabía lo que quería decir, pero apenas le salía alguna palabra aislada. La resonancia no mostraba lesiones, ya que la falta de riego había sido transitoria y el tejido cerebral había resultado indemne, si bien del simple aviso al abismo de perder para siempre la capacidad de expresarse tan solo existe una fina línea de separación. Esto reafirmaba la necesidad de la intervención, programada para el día siguiente, a aquella mujer, que por teléfono parecía muy serena y decidida a seguir todas las indicaciones aconsejadas por su querido médico de cabecera. Por mi parte, únicamente le reforcé la necesidad de intervenir; diagnosticado a tiempo y en manos de un cirujano especializado, era de esperar que la operación resultara un éxito y saliera del quirófano sin complicaciones, ya libre de esa bomba de relojería o placa de ateroma a un paso de obstruir su carótida.

Mientras reflexiono sobre estos accidentes cerebrales que pueden dejarnos sin habla y me propongo realizarme el chequeo correspondiente, me ha venido a la mente el milagro que supone nuestra capacidad de lenguaje. Una biblioteca de palabras que fluyen, afinadas y precisas, para comunicarnos. El lenguaje oral y escrito. Hablamos con tanta naturalidad que nos sorprende cuando en medio de una conversación no nos sale una palabra, el nombre de un conocido, un actor, ese libro o película que estábamos queriendo aconsejar. Al adentrarse en los conocimientos básicos de esta extraordinaria función cerebral, uno toma plena conciencia justo de lo contrario. Lo que resulta sorprendente es que nuestro cerebro sea capaz de producir en cada momento la palabra adecuada, la frase oportuna; un increíble mecanismo de selección, entender al instante lo que nos dicen. Palabras y gestos en sustitución de objetos, sujetos, deseos. El lenguaje: las alas de la condición humana.

Un adulto educado conoce y utiliza al menos sesenta mil palabras. Un diccionario mental y unas complejas reglas gramaticales entendidas y aplicadas casi en el acto. Y un regalo en cuanto al potencial encerrado en el cerebro de cada uno. El lingüista Noam Chomsky fue el primero en resaltar que entre las distintas estructuras de las lenguas humanas existían más similitudes que diferencias. La gramática universal. Probablemente todos los idiomas humanos evolucionaron de un primer lenguaje ancestral. Y, de alguna manera, nuestro cerebro encierra una especie de programa neuronal predeterminado que le confiere la capacidad de cazar al vuelo las gramáticas del entorno durante los primeros años de vida sin necesidad de un aprendizaje explícito. Las de cualquier idioma. No ocurre lo mismo con la escritura.

Resulta que la escritura y la lectura son mucho más recientes en la historia de la humanidad. Mientras que el lenguaje hablado se estima que surgió hace unos cien mil años, la escritura y la lectura solo datan de hace unos seis mil años. Esta herramienta ha resultado de enorme trascendencia en nuestra evolución, dado que permite transmitir y preservar conocimientos de generación en generación, aunque, a diferencia del lenguaje oral, una persona precisa años de escolarización para aprender a leer y a escribir. Tiempo al tiempo, quién sabe si llegará el día en que un niño aún en la cuna nos sorprenda leyendo a Shakespeare. Cerebros inteligentes que van añadiendo entre sus entramados neuronales predeterminados las facultades y conocimientos de sus antepasados. Un concepto este tan apasionante que nos compromete, en el presente y como seres humanos, con el futuro de una especie que no se detiene en su desarrollo, y nos incita a extraer todo el potencial encerrado en nuestras neuronas e indagar nuevas herramientas o posibilidades para transmitir. Evolucionar no equivale a progresar, si bien nuestra responsabilidad es obvia respecto a lo que seremos o no en el futuro como especie.

Desvelar el procesamiento del lenguaje en el interior de nuestro cerebro es esencial en este viaje de conocimiento. Entre enigmas y descubrimientos, la ciencia avanza. En 1861 el francés Paul Pierre Broca abrió el camino. Examinó el cerebro de un paciente fallecido que, en vida, había perdido la capacidad de hablar: entendía bien, pero no podía expresarse. Lo que encontró fue una lesión en el lóbulo frontal izquierdo. El área de Broca. En principio, si una lesión en dicha zona provoca que no podamos expresarnos, significa que es allí donde se encierra el milagro de la producción motora del lenguaje. Las palabras o el diccionario mental. Llaman poderosamente la atención las neuronas de dicha área estratégica, pues resulta que no difieren de las de su alrededor. Especializadas y, sin embargo, iguales en apariencia histológica. Gran misterio. En el 97 por ciento de los casos, el hemisferio dominante y responsable del lenguaje es el izquierdo. No obstante, en lesiones producidas en la infancia, el otro hemisferio puede llegar a asumir gran parte de las funciones del lenguaje, constatándose con ello la gran plasticidad del cerebro en edades tempranas. El déficit en la producción de las palabras, o «afasia motora», contrasta con el caso de los pacientes que pueden hablar pero no entienden lo que se les dice. Esto es conocido como «afasia sensitiva», y fue descrita por Wernicke en 1874 a partir de una lesión en el área que lleva su nombre, localizada en la corteza temporal.

Encontrarte en la consulta frente a una persona con este tipo de afasia es desconcertante. El paciente se muestra incapaz de mantener una conversación con un mínimo de coherencia, la comprensión del lenguaje está alterada y su mente no acierta a comunicar la idea que desea expresar. Habla y habla con palabras correctas aunque sin contexto alguno; un lenguaje fluido desprovisto de significado. Lo más llamativo es comprobar que el paciente no es consciente de su déficit, no reconoce sus fallos ni parecen preocuparle, mientras navega en su mundo de palabras sin sentido causado por haber presentado una lesión en el área de Wernicke. Con tiempo y rehabilitación, cabe la posibilidad de que el tejido neuronal adyacente pueda ir reconduciendo la comunicación, de manera que se dé una mejoría en cuanto al entendimiento esencial para que el área motora que permanece intacta pueda producir un lenguaje coherente e inteligible.

Áreas motora y sensitiva: dos zonas esenciales no solo conectadas entre sí, sino también con una extensa red neuronal que participa en el procesamiento del lenguaje. Esta ha sido estudiada con detalle mediante las nuevas técnicas de neuroimagen funcional y, asimismo, se encuentra en permanente conexión con otras áreas tanto corticales como subcorticales, en relación con otras funciones cerebrales, para hacer posible la comunicación.

Adentrarme en el lenguaje me ha conducido a reflexionar sobre mi propia capacidad para escribir. El pensamiento fluye de un modo concentrado, a diferencia de cuando me expreso hablando. Cuanto más tiempo dedicamos a un mismo pensamiento, más recursos encontramos para que surja la palabra adecuada.

Abstraída en mis reflexiones, he llegado hasta el mar. La mañana voló paseando y, por primera vez desde el inicio del confinamiento, incumpliré ampliamente mis horarios preestablecidos con la intención de organizar mi tiempo y no dispersarme en exceso entre noticias desalentadoras. Sentarme en un banco y contestar a los mensajes de mi secretaria es una opción que descarto a pesar de que hoy en día el móvil encierra una oficina: es curioso que invada tanto y al mismo tiempo dé tanta libertad. Vaciar la mente y fijarla en el mar es lo que ahora mismo me apetecería; sin embargo, mis neuronas, sumergidas en la reflexión sobre el lenguaje, se mantienen activas y me decanto por no detenerlas. De todos los enigmas del cerebro, uno lo visualizo irresoluble: el inicio del lenguaje; momento clave en la historia de la humanidad. Con gritos de gorila enamorado, así nació el lenguaje, frase de mi propia cosecha surgida en medio de la noche, mientras me encontraba en plena escritura de mi libro *El cerebro al descubierto*, donde resumo con detalle, entre otros procesos, el insólito desarrollo de los mecanismos neuronales que propiciaron la aparición del lenguaje hablado en el cerebro de nuestros antepasados. Dentro de mis limitaciones, dada mi condición de neuróloga clínica, siento tan inverosímil la aparición del lenguaje que, si alguien apuesta por la creencia de que un ser o ente superior nos dio un empujón definitivo como especie desde su nube celestial, sin duda, ese fue el momento.

Del fonema a la palabra. Muchos animales son capaces de comunicarse entre sí mediante gestos y vocalizaciones, cada una de ellas con su significado: ira, júbilo, miedo, deseo sexual... Un sencillo lenguaje destinado a expresar la emoción de ese instante. El caso es que, en determinado momento, el hombre primitivo dio un vuelco de enorme trascendencia al futuro de la especie. Quitándoles su sentido entonces, comenzaron a enlazar sonidos para formar palabras con significado. El lenguaje simbólico. Un paso imposible siquiera de imaginar para un cerebro en sus inicios como parte de un ser inteligente. La aparición de estructuras neuronales dedicadas al lenguaje pudo ser fortuita: la mano del cielo, la luz del universo, el azar en el desarrollo de una corteza cerebral cada vez mayor, o la necesidad como animales sociales de ir más allá de meras interjecciones emocionales; todo ello absolutamente inexplicable para unos cerebros aún tan limitados. De alguna manera, fueron capaces de ponerse de acuerdo y establecer un código a través del cual poder transmitirse órdenes e ideas. Diferentes combinaciones de sonidos, diferentes palabras. Se estima que hace unos quinientos mil años comenzó este auténtico milagro a través de cambios en la estructura vocal de nuestros antepasados que permitieron producir una amplia gama de sonidos. Y, ya referido con anterioridad, el lenguaje hablado propiamente dicho se cree surgió hace unos cien mil años. Apenas existen dudas respecto al lugar: en África, la cuna de la humanidad.

Una gota en el océano; así me siento, insignificante y perdida, pero poseedora de esta milagrosa herramienta de comunicación. De repente, pienso en la hermana de mi amigo y ahora sí opto por descansar y vaciar la mente, me siento en un banco frente al mar y cierro los ojos.

4

Me fui al bosque porque quería vivir deliberadamente.

HENRY DAVID THOREAU

Llevo unos días con dolor de cabeza. Por lo general, dormir es un excelente remedio para las migrañas, pero no está siendo mi caso. Lo atribuyo al confinamiento. Evitar la tentación de estar en pijama todo el día, sin horarios, y establecer rutinas saludables, dentro de las limitaciones impuestas por las circunstancias, no parece haber resultado suficiente para frenar el desconcierto de mi cerebro a pesar de su reconocida capacidad para adaptarse al entorno. Los cambios respecto al sueño son llamativos. En apenas unas semanas, de despertarme temprano, rebosante de energía y suspirando por paseos prohibidos he pasado a amanecer decaída y sin ánimo para levantarme. Y eso que no recuerdo una temporada vital con tantas horas diarias de sueño; de noche, duermo de un tirón en apariencia profundo aunque escasamente reparador por lo comentado. Sin hábito de siesta, ahora las prolongo hasta aproximarlas al anochecer. En síntesis, me encuentro inmersa en una especie de letargo o reducción de horas de actividad mental estando despierta. Curioso proceder de una mente que, teniendo más tiempo del habitual para sí misma, opta por replegarse y acortar el día; una reacción corporal que semeja la hibernación del oso, que se refugia adormilado en su guarida durante los fríos inviernos de Alaska. Impresiona constatar la rapidez con que la razón o nuestro cerebro, más evolucionado, opta por mantenerse en segundo plano ante la insólita situación vital en la que nos encontramos, y delega el mando sin cuestionárselo en estructuras neuronales mucho más primitivas. Cerebros superpuestos. En su armonía tal vez se encuentre la clave para conducir nuestros días con más acierto. Educados mayoritariamente en el control de las emociones, el reconocido neurocientífico Antonio Damasio, en su libro *El error de Descartes*, introduce una reflexión de gran calado a pesar de su aparente obviedad: aprender a escucharlas; sentir el latido de nuestro cerebro más visceral o animal y tenerlo muy en cuenta. Las emociones o acción más hacia fuera y los sentimientos, más hacia dentro; compleja línea divisoria que la mayoría de los investigadores opta por no trazar. Toda emoción genera un sentimiento, pero no todos los sentimientos se originan en las emociones, puntualiza Antonio Damasio. Hay emociones básicas: ira, miedo, alegría y tristeza, y emociones secundarias, producto de la combinación de aquellas con su infinidad de matices en cuanto a intensidad. De una apenas perceptible melancolía al llanto desesperado: tristeza. De la lógica preocupación a la ansiedad descontrolada: miedo. Aprender a escuchar nuestras emociones; cuánta verdad bajo nuestras sombras.

Ya me extrañaba que no aflorara nada. La ansiedad en el cajón no podía guardarse por más tiempo. Vamos sumando días encerrados en nuestras casas. En la consulta de un neurólogo suele visitarse un porcentaje considerable de pacientes que acuden preocupados por síntomas muy diversos que acaban resultando ser producto de la ansiedad reactiva al estrés. Problemas familiares o laborales que la persona asume como parte de su cotidianidad y no acaba de creerse que sus síntomas corporales no provengan de una causa orgánica como, por ejemplo, un tumor cerebral. «Estrés, estrés, lo mismo de siempre», frase a menudo repetida por pacientes hartos de que se atribuyan sus síntomas clínicos al omnipresente estrés. Estos casos son tan habituales que los médicos debemos aprender a ser cautos y no precipitarnos en remitirlos al psicólogo o al psiquiatra sin antes descartar patología por nuestra parte.

Aún recuerdo el caso de una paciente joven que acudió al servicio de urgencias del hospital donde me encontraba realizando la especialidad de Neurología. Ya en el cuarto año de residencia la práctica se da por supuesta, y se recurre al médico adjunto como última opción. Traída en ambulancia, la joven entró en camilla con una inquietud extrema, que de inmediato etiqueté secundaria a un cuadro de ansiedad. Tras realizar una rápida valoración en el pasillo, pues los boxes estaban llenos, la envié directa a la unidad de Psiquiatría. Algo debí de intuir, pues, al cabo de un rato, fui a interesarme por ella. Aún persiste clavada en mis recuerdos la escena de la paciente sin conocimiento en el suelo del despacho del psiquiatra, que permanecía sentado escribiendo sus notas, dando por descontado que el desmayo de la joven se trataba de un cuadro de simulación dentro de su patología emocional, puesto que había sido remitida desde la unidad de Medicina. Al final, el caso quedó aclarado y mi error, enmarcado en mis neuronas: una intoxicación por monóxido de carbono de tal magnitud que le había dañado el cerebro, provocándole unas lesiones muy características. De las equivocaciones se aprende; y yo aprendí tanto que, aún hoy, reviso con minuciosidad cada paciente que acude a mi consulta con síntomas clínicos sospechosos de tener un origen psicosomático. Intuyo rápido, pero indago a fondo. Si descarto patología neurológica y remito a Psiquiatría para su valoración, por norma general, aconsejo seguimiento periódico por mi parte.

La ansiedad, ese mundo de angustias y miedos que nos desbordan y no somos capaces de controlar. En este estado de confinamiento general, di por sentado que muchos de mis pacientes llamarían preocupados por el incremento de sus síntomas ante el repentino encierro en casa, obviando que las fobias habituales suelen producirse en espacios cerrados como, por ejemplo, dentro de un ascensor o un avión, y que, en cambio, en el interior de la propia casa uno suele sentirse más seguro, produciéndose con relativa frecuencia el caso contrario: miedo a salir de casa, «agorafobia» o pánico a los espacios abiertos. Pero, insisto, ante una situación tan inesperada, tan excepcional, entre el miedo al propio virus y la tremenda incertidumbre generada, presupuse que todo ello desbordaría a la persona tendente a presentar el tipo de ansiedad causante de muy diversos síntomas psicosomáticos; que los pacientes con esa sensación de mareo que tanto les incomodaba ni se podrían levantar de la cama, o que los que presentaban frecuentes cefaleas pasarían a tenerlas diarias e insoportables. Pero no. No está resultando así. O tal vez se encuentren en un estado de desconcierto tal que ni se les ocurre llamar. Apenas alguna consulta para ajustar la medicación. Parece que comienzan a despertarse los demonios de la angustia, o eso creí esta mañana.

La primera en la lista de llamadas ha sido una amable y fiel paciente que trato desde hace un par de años. A pesar de recordarla bien, antes de ponerme en contacto con ella he revisado su historia clínica. Mujer de setenta y cinco años con buen estado general, presenta un cuadro de mareo constante que describe como una sensación de flotación cefálica acompañada de una inestabilidad al caminar tan subjetiva como molesta, pues le ha causado ocasionales caídas; por suerte, sin fracturas hasta el momento. El estudio etiológico, repetido en varias ocasiones, había resultado siempre normal, por lo que se planteaba como diagnóstico un probable origen psicosomático. Y, además, en su caso, le sobraban preocupaciones. A diferencia de tantos pacientes, a pesar de estar convencida de no ser en absoluto una persona depresiva ni tendente a la ansiedad, no había puesto ningún reparo en visitarse con un psicólogo o psiquiatra de mi confianza; aceptó ponerse «en sus manos», recuerdo que me comentó, sin agobios ni miedos.

He marcado su número de teléfono dando por sentado que se encontraría fatal. En la última visita, dos meses atrás, anoté en su historial que persistían los mareos, a pesar de que el psiquiatra le había aumentado la dosis del antidepresivo recetado, del grupo de los denominados «inhibidores selectivos de la recaptación de la serotonina». Estos elevan los niveles de dicho neurotransmisor en el cerebro y suelen ser eficaces para controlar los cuadros de ansiedad sin provocar sedación ni dependencia, como ocurre con los ansiolíticos. Desde su primera visita, asidua a mi consulta, he intentado solucionarle los problemas, asumiendo mis obvias limitaciones: como única ayuda, escucharla y tratar de animarla explicándole que resulta muy tranquilizador no encontrar ningún dato de enfermedad o lesión en su cerebro ni en sus cervicales; por otra parte, si sus mareos fueran debidos al inicio de un proceso neurológico degenerativo, ya se habrían detectado otros síntomas añadidos. Quizá por ese motivo acude a revisión cada dos o tres meses y, cuando le sugiero distanciar las visitas, me comenta que viene encantada y siempre sale más tranquila y esperanzada; «Usted es la única persona que me escucha, se pone en mi lugar, me entiende. De mi familia mejor ni hablar, y al psiquiatra ya no sé qué contarle».

No acierto una. Por lo visto, el confinamiento me está alterando mi reconocida destreza para el diagnóstico clínico. Se encuentra mucho mejor, por eso me llama, le tocaba acudir a revisión y estaba deseando visitarse para demostrármelo. Ella misma, en su casa, se ponía a prueba con la exploración que le realizo por protocolo cada vez que acude a mi consulta: mantenerse de pie con las piernas juntas y los ojos cerrados; ahora se sostiene perfectamente, cuando antes se tambaleaba hacia los lados. Está muy contenta y quería darme la buena noticia. Me alegro mucho y así se lo transmito, sin tratar de entrar en detalles, no vaya a ser que mis preguntas la agobien y le provoquen la reaparición de sus mareos. Todo indica que el confinamiento le está sentando estupendamente. Quizá en estos momentos, en que debe permanecer en su casa por obligación, su cerebro esté queriéndole demostrar que la ansiedad le viene de fuera. Tampoco le comento esta apreciación. A sus setenta y cinco años, y con buena salud general, tiene por delante un futuro lleno de actividades al aire libre. «En cuanto abra la consulta avíseme, que iré sin falta a visitarme. Mire que me dan miedo cosas en esta vida, pues más miedo me dan los coches que este virus, no sé qué pensará usted». Me despido sin concretarle mi opinión al respecto; el peligro acecha a la vuelta de la esquina, entre coches, bicicletas, patinetes eléctricos y ahora este nuevo virus, que está colapsando hospitales y funerarias. Al menos, en su caso, al fin no hay mareos.

La última llamada de la mañana no me ha planteado dudas diagnósticas. Sin embargo, sin poder visitar a la paciente, se impone cautela. Contactaba conmigo a través de su médico de cabecera. «Menos mal que la he podido localizar. Gracias, mil gracias». De entrada, opto por escucharla y no comentarle que la primera visita al neurólogo debe ser presencial. Tampoco ha podido visitarse con su médico de cabecera. Comienza a explicarme lo sucedido. La interrumpo para preguntarle la edad; dato necesario para tener presente el lote de problemas neurológicos habituales en cada etapa vital. Cincuenta años. Temprana edad para enfermedades degenerativas o vasculares; por el contrario, tardía para el inicio de migrañas o esclerosis múltiple, entre otras patologías. Por lo que describe, la primera impresión es que ha presentado una probable crisis de pánico con síntomas muy aparatosos. Desde el punto de vista neurológico, no refiere ningún dato preocupante, aunque aún me falta información relevante.

Aprovecho un respiro para preguntarle el tiempo de duración del episodio referido. Una eternidad de diez minutos. Había pasado el día en su casa, entretenida con sus cosas y muy tranquila. Ya en la cama, a punto de apagar las luces, había comenzado a temblarle todo el cuerpo, el corazón tan acelerado que parecía a punto de explotarle. Estaba sola. Sigue el confinamiento estricto sin compañía, pues está recién divorciada y sus hijos viven con sus respectivas parejas. La sensación la describe como horrible, de muerte, jamás había sentido nada semejante. Refiere estar llevando bastante bien la separación. Su exmarido es un auténtico fastidio, lo que siente es «no haberlo mandado a paseo mucho antes», palabras textuales. Tiene bastantes amigas; no obstante, reconoce que rehacer su vida le está resultando más complicado de lo que esperaba. A veces le cuesta dormir y se toma alguna pastilla, muy de vez en cuando. «La sensación de descontrol no se la puede ni imaginar, menos mal que me abracé con fuerza a la almohada y me tapé la cara. El agarrotamiento corporal y los temblores fueron cediendo, luego comencé a notar un sudor frío. Me quedé exhausta, no sé ni cómo fui capaz de contactar por teléfono con mi mutua. El médico de urgencias tardó un buen rato en llegar; me tomó la tensión y el pulso, me dijo que estaba normal. Pues claro, si ya me encontraba bien. Me dijo que había tenido un ataque de nervios y me dio un ansiolítico. En caso de que me volviera a pasar, me indicó que me tomara otro. Si me vuelve a pasar, me muero, doctora».

Habría que remitirle a un cardiólogo y aconsejarle un psiquiatra. Por mi parte, le solicito una resonancia craneal, un electroencefalograma y una analítica completa, incluido el estudio de las hormonas tiroideas. Toda esta batería de médicos y pruebas es lo apropiado en estos casos, inconvenientes de la pandemia al margen. Pero, en medicina, las problemáticas que puedan parecer ajenas al caso clínico en cuestión rara vez pueden excluirse de las decisiones. Un viaje inminente y pagado por adelantado; un autónomo al que ya le gustaría pedir la baja, pero le es imposible; un transportista que debería dejar de conducir, pero sería su ruina. En plena pandemia, tranquilizarla sin menospreciar su lógica preocupación se impone como prioritario. Le explico que lo que describe sugiere una de las múltiples formas clínicas de manifestar un cuadro de ansiedad. Estas crisis repentinas son muy comunes. Se llaman «ataques de pánico» y se suelen controlar bien con determinadas medicaciones, que deben tomarse diariamente para evitar que se repitan los episodios. En lo que respecta a descartar una posible causa orgánica, en primer lugar, dada la taquicardia referida, le aconsejo contactar con un cardiólogo. No obstante, tanto los temblores como la hiperventilación y el agarrotamiento muscular son síntomas característicos de una crisis de pánico. «En cuanto tenga el resultado de la analítica del tiroides me lo envía y nos vemos en mi despacho tan pronto como sea posible».

Una vez en la consulta, acompañándome del esquema que suelo dibujar en estos casos mientras voy entrando en detalles, le explicaré con calma lo sucedido en el interior de su cerebro. Dentro de las distintas formas de manifestar un cuadro de ansiedad, las crisis de pánico son muy frecuentes. Cuesta aceptarlo, pues uno se encuentra realizando cualquier rutina en absoluto estresante —sentado en el sofá leyendo el periódico, tomando un café...— y, de repente, el propio cuerpo se descontrola de tal manera que la sensación de explosión se interpreta como de muerte inminente. En síntesis, nuestro cerebro emocional dispara la rueda del miedo sin causa directa ni control. Este, también conocido como «sistema límbico», se ubica por encima del tronco encefálico y su función es ponernos en alerta y sobrevivir en una selva; pero, en ocasiones, se desboca de modo exagerado.

Me encuentro durmiendo. De repente, un ruido extraño me despierta, unas pisadas se acercan. Vivo sola en una casa aislada en el campo. Mi cuerpo se prepara para la acción. Aumenta la frecuencia cardiaca, la respiración se acelera, los músculos se tensan, las pupilas se dilatan. Más entrada de luz, más oxígeno, más sangre. Todos los órganos puestos en marcha desde la distancia de una pequeña estructura en el interior de nuestro cerebro llamada «hipotálamo». La señal de alarma (en este caso, el ruido extraño) ha llegado al sistema límbico, en concreto a la amígdala o acúmulo de neuronas en forma de almendra que dirige la rueda del miedo, y el cuerpo se prepara para reaccionar. Asimismo, la señal de alarma también ha llegado a la corteza prefrontal, que analiza la situación. En este caso, averigua enseguida que el ruido procede del cuarto de invitados; en pleno sueño, olvidé que esa noche se había quedado a dormir una amiga. De dicha área prefrontal se envía una orden al sistema límbico para que frene la rueda, detenga la acción y regrese la tranquilidad.

Todos disponemos de este sistema, pero no a todos se nos dispara sin alarma alguna, aunque no es infrecuente que esto suceda. Los problemas se acumulan. En algunas ocasiones, manifestamos la ansiedad con estados de irritabilidad, mal humor, sensación de angustia e insomnio; en otras, la contenemos hasta que explota. La psiquiatría dispone de medicaciones muy eficaces para el control de estos cuadros clínicos y se apoya en terapias adaptadas a cada caso en particular. Por lo habitual, con buenos resultados.

De vez en cuando, reacciono con excesiva furia, un descontrol muy puntual, y en cambio, en alguna otra ocasión, me extraño ante mi pasividad, la calma que mantengo; por ejemplo, ante un empujón por la espalda, la repentina entrada de un desconocido con aspecto sospechoso no me altera en especial, cuando debería haberme asustado algo más. Intuyo que este magnífico sistema de alarma, desarrollado para la supervivencia de la especie, con los años se ha ido curtiendo, quizá en exceso, tal vez hasta quemarse, harto de sustos, disgustos, engaños y desgracias. A ver si resulta que no reacciona de modo apropiado para protegerme cuando realmente sea necesario: cierta apatía o falta de reacción que presiento bastante generalizada. No imagino a la rueda del miedo de nuestros ancestros respondiendo de un modo tan disciplinado y plácido ante mascarillas y restricciones impuestas por decreto en su vida de un día para otro. En todo caso, escuchar a nuestro cerebro emocional continúa siendo una herramienta de indiscutible utilidad para la toma de decisiones, como, apagar la televisión o buscar una serie de interés que enganche, en sustitución del bombardeo de noticias sobre la pandemia.

5

Encontrar una verdad que sea verdad para mí.

KIERKEGAARD

Esta noche me he desvelado varias veces. Cada ocasión con una desazón que no acabo de explicarme, pues el virus se muestra claramente en remisión; el número diario de muertes y contagios desciende, los hospitales comienzan a respirar. Por temporadas, sueño con relativa frecuencia y, en ocasiones, intuyo el significado. Las ensoñaciones como enigmático medio de comunicación con uno mismo. De esta noche tan solo recuerdo una oscuridad asfixiante y el abrupto despertar; evidente señal de alarma ante un aterrizaje a la realidad más incierto y complicado del que preveíamos. Ahora que se vislumbra un poco de luz, esa luz resulta insuficiente; necesitamos aire, entereza. Confío en que reabrir mi consulta actúe como eficaz revulsivo mental.

Hoy es festivo. Un lunes sin trabajo en una ciudad que comienza a abrirse. Destemplada, me he pasado la mañana tumbada en la cama y con el móvil silenciado. De fondo, las sonatas de Beethoven. «Aunque el universo desapareciera, la música perduraría», afirmaba Schopenhauer en referencia a esa especialísima capacidad de la música de penetrar en lo más íntimo del ser, trascender más allá de las ideas y, en cierta manera, ignorar el mundo. Bellísima reflexión, si bien hoy sabemos que, sin un aparato receptor adecuado que convierta las ondas sonoras en actividad neural y un cerebro que procese la información recibida, el árbol no produciría ruido alguno al caer, sino partículas de aire en movimiento. Sin los seres vivos, el sonido sería silencio y la música, viento; frase rescatada de mi libro *El cerebro al descubierto*. En él también resumo de modo detallado el mundo de los sentidos y los procesos cerebrales implicados que lo hacen posible. Cada sentido con su área especializada. En concreto, el lóbulo temporal derecho se encarga de analizar la música y se correlaciona con la misma zona del hemisferio izquierdo que se ocupa del habla.

Abrazada a la almohada, un tenue zumbido en el oído derecho me ha preocupado tan solo un momento, pues ha cedido en pocos segundos. Los desesperantes acúfenos del paciente que acude al neurólogo tras haber visitado a varios especialistas del sistema auditivo, sin haber encontrado solución para no vivir con ese ruido molesto y persistente que le dificulta conciliar el sueño y que durante el día le acompaña como un motor en el interior de su cabeza. Desalentador motivo de consulta. De hecho, no recuerdo ningún caso de acúfenos satisfactorio, en el sentido de haber contribuido al menos a aminorar el síntoma, ni siquiera haber llegado a un diagnóstico concluyente más allá de excluir una causa concreta intracraneal, como sería la existencia de una malformación vascular, mediante la debida resonancia. Las vías sensoriales son entramados que van desde los receptores hasta las áreas de la corteza cerebral correspondiente. Mientras que las neurociencias han logrado desvelar gran parte de los secretos encerrados en el ámbito de los sentidos, el paciente no encuentra solución para sus molestos acúfenos, a pesar de haber probado diversos tratamientos indicados por el especialista del oído, a los cuales no ha respondido ni siquiera un mínimo esperanzador. En otros muchos casos, los avances en relación con el conocimiento de cómo el cerebro procesa las señales del exterior sí resultan determinantes para prevenir y tratar diversos problemas clínicos relacionados con los sentidos.

Adormilada y aún en la cama, me he acordado del empresario que me envió un correo electrónico hace un par de semanas para agradecerme mi interés y eficacia en el diagnóstico de su alteración visual, cuya causa acababa de ser intervenida con éxito por el neurocirujano al que le había remitido con urgencia. Llevaba meses notando problemas de visión. Aunque no le impedían continuar con sus actividades cotidianas, en un par de ocasiones había acudido a revisarse la graduación de las gafas, sin apreciar mejoría a pesar de los ajustes realizados. Tras una exploración oftalmológica exhaustiva recién realizada, mi secretaria había acertado de pleno en incluirle como paciente urgente. La prueba de la campimetría que aportaba era concluyente: nula visión en la parte externa de los dos ojos. Tan solo con lateralizar un poco la cabeza compensaba ese defecto, por lo que podía pasar desapercibido, hasta que la progresión de la lesión terminara por dañar las vías visuales de un modo más drástico y ya irreversible.

Cada ojo, con su retina, tiene su propio nervio óptico, que se adentra en el interior del cerebro por las llamadas «vías visuales», las cuales se cruzan a medio camino y se dirigen a la corteza occipital. En dicho cruce, ambas vías pasan por encima de la glándula hipofisaria, que ocupa el interior de la llamada «silla turca», una cavidad formada por estructuras óseas de la base del cráneo. La hipófisis controla al resto de las glándulas del organismo a través de la secreción de determinadas hormonas, y en su interior se pueden desarrollar procesos tumorales por lo general benignos, si bien al crecer hacia arriba invaden ese cruce de las vías visuales y provocan el daño visual referido. El diagnóstico temprano de estos tumores de la hipófisis es de extrema importancia. Y, por supuesto, ante el mínimo aviso de alteración visual, urge una exploración oftalmológica completa incluyendo la comentada campimetría. La presencia de un tumor en dicha zona se confirma con la resonancia craneal. El neurocirujano accede por vía intranasal a la hipófisis e interviene la tumoración evitando en lo posible el daño de las vías visuales.

Los sentidos. Cinco joyas que conservar y potenciar. De entrada, adentrarse en su estudio nos conduce a cuestionarnos la realidad que nos rodea. Captamos el mundo exterior a través de los sentidos. Pero ¿qué mundo captamos en realidad? Pues, como primera evidencia, un mundo que depende de los receptores sensoriales de que disponemos. Por ejemplo, si tuviéramos los receptores visuales de las abejas, detectaríamos las radiaciones ultravioletas, si bien, dado que el ojo humano capta únicamente una estrecha banda del espectro electromagnético, nos perdemos la visión de dichos rayos, entre otras muchas curiosidades o realidades. Por otra parte, si el cerebro procesara de un modo diferente la información que recibe, la realidad también variaría; desde ver imágenes superpuestas hasta oler los colores, pasando por un sinfín más de posibilidades perceptivas, limitadas por una corteza cerebral tan extraordinaria y compleja como rígida en su resolución, aunque en ocasiones nos sorprenda. Así pues, asimilar que nos encontramos ante una realidad mucho más subjetiva de lo que en principio podría parecernos resulta esencial para comenzar a situarnos con criterio en el mundo que nos rodea. ¿Conocemos la realidad o solo pensamos en ella? Pregunta abierta para mentes de altos vuelos. Alucinaciones, imaginación o realidad tangible; en todo caso, un mundo cuestionable.

De Schopenhauer paso al pragmatismo de un tumor que debe ser diagnosticado con urgencia para no perder la vista por completo. De la realidad subjetiva al momento crítico en que te encuentras frente a un paciente que aguarda a que le informes de los resultados de su resonancia craneal, que en ese momento estás viendo en la pantalla mientras vas pensando en cómo explicarle que tiene un tumor que comprime sus vías visuales y debe ser intervenido de urgencia. En este caso, empresario habituado a resolver mil problemas diarios, me entendió perfectamente, se enfrentó a la situación con notable entereza y resolución. Mientras su vida sufría un tremendo vuelco —un pronóstico incierto, pero aún a tiempo para que su problema visual no empeorara—, se mantuvo sereno, agradecido ante la rapidez de mi diagnóstico, valorando mi tiempo y esfuerzo por visitarle de urgencia, mis explicaciones, consejos y llamada al especialista indicado para que le visitara lo antes posible. La operación fue un éxito y, ya en su casa, su visión se mantenía sin cambios; el neurocirujano no se había contenido al explicarle que el tumor estaba muy adherido a las vías visuales y había resultado muy complicado extraerlo sin dañarlas. Me escribía para darme las gracias por todo y trasmitirme lo que realmente era una excelente noticia en relación con su visión: a pesar del déficit inicial, que no había recuperado, podía continuar con normalidad sus actividades. Se despedía deseándome que me encontrara a salvo del virus y de todas las dificultades que este estaba generando.

Reflexionar sobre los sentidos y, en concreto, sobre su procesamiento cerebral superior me ha traído a la memoria el caso de un paciente de mucho interés en relación con lo que representa la corteza cerebral, o esa parte de la superficie de nuestro cerebro en donde cada punto equivale al pico del iceberg de una función mental determinada, además de posibles respuestas a irresolubles cuestiones esenciales en nuestra vida.

Justo hacía unos días, uno de mis primeros pacientes tras terminar la residencia de neurología me había enviado vía correo electrónico la analítica solicitada por mi parte para su control periódico y, posteriormente, me había llamado por teléfono. Tantos años y mantengo intacto el recuerdo de su primera visita: consultaba más por curiosidad que por preocupación. Un par de años atrás había sido operado con éxito y sin secuelas de un tumor benigno en las meninges, en la región parietal derecha; este había sido diagnosticado tras presentar una primera crisis epiléptica con convulsiones, por lo que desde entonces seguía medicación anticomicial con perfecta tolerancia y sin nuevas crisis en apariencia. Sin embargo, desde hacía unos meses presentaba unos episodios que no eran en absoluto alarmantes, pero se había decidido a consultar por ello, dado que persistían. De repente, mientras se encontraba hablando tan tranquilo, notaba una sensación difícil de describir que duraba apenas unos segundos: era como si le hiciera gracia alguna palabra que él mismo estaba pronunciando, sin que las personas de su alrededor notaran nada divertido ni fuera de lo normal. Dos o tres veces por semana, sin previo aviso, un instante extraño, siempre la misma sensación. No desconectaba de su entorno, como ocurre en las crisis epilépticas llamadas «parciales complejas», durante las cuales la persona continúa con la actividad que está realizando, si bien, pasado ese episodio crítico, apenas lo recuerda o no lo recuerda en absoluto. Lo que le sucedía era chocante, como si su cerebro se riera por dentro, durante ese par de segundos, de una o varias palabras que en sí mismas no tenían ningún tipo de gracia. Nunca nadie me había consultado por una sensación similar, ni tampoco he vuelto a escucharla desde entonces. Sin embargo, en la literatura científica están documentados ataques de risa paroxísticos sin motivo alguno producidos por un foco irritativo o crisis epiléptica, por lo que orienté el caso hacia esa impresión diagnóstica. Ya seguía medicación para ello, así que se trataba de aumentar la dosis o bien añadir otra nueva.

Tanto por el propio tumor cerebral como por su intervención, y sobre todo en los procesos expansivos que se localizan en las zonas más superficiales, suele ser frecuente la aparición de ataques comiciales o epilépticos de muy diversos tipos, dependiendo del área implicada, debido a la presencia de un foco irritativo, que se constata en el registro de la actividad eléctrica cerebral mediante un electroencefalograma. Un problema añadido al diagnóstico de estos casos es que el resultado de dicha prueba a menudo puede ser normal, y no por ello se excluye tivo que se ha disparado de repente. En este caso, con la historia del tumor intervenido, la sospecha diagnóstica de esos episodios tan extraños, paroxísticos y repetidos admitía pocas dudas a pesar de la normalidad en el electroencefalograma realizado. En cambio, sin la presencia de lesiones intracraneales, ante síntomas tan sutiles, la balanza es difícil de inclinar hacia un tratamiento que, una vez iniciado, se debe mantener unos años, con las restricciones que ello comporta. Decisiones complejas en el día a día de un médico, donde la experiencia juega un papel determinante.

Desde hacía ya años el paciente no presentaba estas extrañas crisis. Sin embargo, al principio había sido muy complicado controlarlas. A pesar de ajustes y diversos cambios de medicación, dichos episodios no desaparecían, hasta el punto de plantearme si no sería preferible claudicar y que siguiera con esos puntuales instantes de risa en vez de tanta medicación. No obstante, ante el reconocido riesgo de que este tipo de crisis parciales se generalicen y el paciente pase a presentar repentinas pérdidas de conocimiento con convulsiones, continué insistiendo en la búsqueda de un tratamiento eficaz. Y, al fin, lo encontré. Desde entonces, no ha vuelto a presentar ningún tipo de sensación rara. Un éxito de los nuevos fármacos antiepilépticos surgidos en las últimas décadas. Aún quedan casos sin control; esperemos que los avances en este campo continúen incrementando la proporción de pacientes sin crisis, que en la actualidad ya es elevada.

Esta vez le tocaba venir a revisión y, como él mismo ha comprobado que la analítica ha salido correcta, únicamente quería hablar conmigo para decirme que se encontraba bien, sin problemas, a pesar de que cada día estaba más preocupado por el obligado parón de sus obras como interiorista. Me pregunta mi opinión sobre el virus. Apenas escucho las noticias, leo artículos más o menos al azar o si el titular me despierta interés; unos días extraes la conclusión de que en pocos meses se desarrollará la vacuna, otros que, con mucha suerte, recursos y rapidez, tardará más de un año. Respecto a los que lo ven como una oportunidad para pronosticar un futuro verde o los que lo tiñen de negro por la debacle económica que se avecina, procuro saltármelos después de haber leído unos cuantos; bombardeo de voces que incrementan mi desconcierto sin abrir ventanas a mi pesimismo. Esperemos reiniciarnos rápido.

Se estima que una de cada veinte personas presentará a lo largo de su vida algún tipo de crisis epiléptica, y aunque se suele responder bien al tratamiento de ser preciso iniciarlo, cuesta quitarle a la palabra «epilepsia» sus connotaciones y prejuicios del pasado, pues el término viene del griego «apoderarse» o «ser poseído por el demonio». El paciente acude a la consulta sin apenas recordar nada de lo sucedido, si bien el acompañante que presenció la crisis convulsiva generalizada aún no se ha quitado el susto de encima. Cuesta convencer al afectado de la necesidad de iniciar un tratamiento que, por lo general, debe mantenerse unos cuantos años con prohibiciones estrictas en cuanto a la ingesta de alcohol o a la conducción de vehículos; tarea de persuasión merecedora de medalla olímpica, en especial cuando se trata de un paciente que tan solo presenta esas sutiles crisis momentáneas sin darse cuenta de ellas y, por ejemplo, continúa conduciendo, con evidente riesgo de estamparse.

Realmente, la epilepsia es un campo de estudio tan variado en cuanto a síntomas como enigmático y de gran interés en el estudio de la mente humana. De repente, un lugar desconocido nos resulta familiar o el lugar familiar se percibe como extraño, o experimentamos unos segundos de confusión que nos traen sensaciones placenteras o desagradables —miedo, alegría—; instantes repentinos donde nuestro cerebro parece alejarse de nosotros mismos. «Quiera el alma estar siempre sufriendo de ese mal», escribió Santa Teresa de Jesús sobre sus repentinos y placenteros ataques místicos, durante los cuales se le aparecían la Virgen, los ángeles o Dios entre sus pucheros. Una santa epiléptica, puesto que los neurólogos estudiosos del tema se explican sus visiones simplemente por las descargas eléctricas repentinas de un foco irritativo en su cerebro. Aún recuerdo la revelación que experimenté la primera vez que me adentré a fondo en el estudio y la reflexión sobre este tipo de crisis, que te elevan por un momento al cielo o a ese lugar de nuestro ser más trascendental; la sensación de encontrarme ante una evidencia deslumbrante: un ser superior todopoderoso en nuestro interior como producto de la evolución. De los primeros humanos que sintieron la necesidad de trascender más allá de lo terrenal al concepto de Dios incrustado en una zona concreta de nuestro cerebro; más o menos creyente de almas y cielos, más o menos rezado, aclamado, silenciado o negado, todos lo llevamos dentro. Otros hallazgos al respecto descritos en la literatura apuntan en la misma dirección. Entender su significado te asoma al abismo del misterio mejor guardado de nuestras neuronas.

El neurocirujano canadiense Wilder Penfield arrojó luz al asunto sin pretenderlo. A sus pacientes con focos irritativos intratables los intervenía quirúrgicamente mediante anestesia local, por lo que se mantenían despiertos. Mediante la implantación de electrodos a lo largo de toda la superficie de la corteza cerebral, buscaba el foco antes de la intervención. Estimulando eléctricamente punto por punto descubrió que todo el cuerpo estaba representado en la corteza o superficie de nuestro cerebro; se movía una mano, un pie, un dedo, dependiendo de la zona escogida. Así hasta quedar dibujado un curioso personaje: uno con unas manos desproporcionadamente grandes, dado que los finos movimientos de los dedos requieren mucha más corteza cerebral que los del resto del cuerpo. Además, utilizando dicha técnica, se han descrito experiencias tan llamativas como los ataques de risa al estimular una zona concreta del lóbulo frontal o la intensa sensación de trascendencia espiritual al aplicar el estímulo eléctrico en una zona del lóbulo temporal; aunque su significado es incierto, dado que se trata de casos aislados. Experiencias todas ellas para meditar.

Mente y espíritu. Desde que a Santiago Ramón y Cajal se le ocurrió estudiar el tejido nervioso de los embriones de pollo e identificó la neurona como unidad celular del sistema nervioso —lo que le valió el Premio Nobel en 1906—, los avances no han dejado de sucederse. Se han descubierto más de diez mil proteínas fabricadas *in situ* en el interior de cada neurona; unas para la estructura de la propia célula, otras actuando de mensajeras. Cada gen es el responsable de la producción de una proteína en particular, miles de las cuales se producen sin parar para mantener encendido el cerebro. Y empleo el verbo «encender» inspirándome en el filósofo Fernando Savater, que explica el misterio de la existencia de una manera muy sencilla y didáctica: la luz no se encuentra dentro de la bombilla aunque esté producida por ella. Del mismo modo, en el interior de las neuronas se genera su propio tipo de «luz»: la conciencia. Paso a paso, nos vamos acercando a nuestro ser más íntimo. Consciente de que los interrogantes que guarda la mente humana son infinitos, la ciencia no cierra puertas, sino que las abre. Evidencia tras evidencia. Todo lo que somos hoy se debe a lo que hicimos ayer. Amamos y odiamos, lloramos y reímos, porque un día nuestros antepasados dieron el primer paso para que pudiéramos hacerlo. Toda actividad cerebral es producto de la evolución. Cuando se afirma que solo utilizamos un 10 por ciento de las capacidades que encierra nuestro cerebro, se tiende a interpretarlo erróneamente. No es que entre nuestras neuronas circulen funciones jamás mostradas. Nada más lejos. Lo que pasa es que somos capaces de realizar lo que se ha ido transmitiendo de generación en generación; poseemos funciones que podemos potenciar. Por este motivo, efectivamente, se acierta al afirmar su infrautilización. Y, en la misma línea, pero con la mirada puesta en el futuro, nacerán personas nobles y honestas, amantes de la naturaleza, o asesinos y corruptos, dependiendo de las actitudes de hoy y de mañana. De la historia trágica a la historia ética; el sentido de la historia a través de la revelación progresiva del hombre, el alba de Occidente; bellas y sabias reflexiones de María Zambrano en su libro *Persona y democracia*, tan sugerente y apropiado para este crítico momento que nos está tocando vivir.

Dicho esto, es posible entrenar los sentidos. Unos potenciados por defecto, como el tacto y el oído en el caso de los ciegos; o desarrollados a base de trabajo desde edades tempranas, como se ha comprobado que ocurre en los músicos, cuya corteza auditiva especializada en el análisis de la melodía puede llegar a ser un 25 por ciento mayor que en el resto de las personas. Por otra parte, el bombardeo de estímulos externos que recibe nuestro cerebro es constante. Prima aprender a seleccionar. Los cinco sentidos; cinco joyas que potenciar, puesto que su procesamiento cerebral está abierto a la imaginación, a la creatividad, a un mundo propio potencialmente mucho más rico que el del exterior. Aún quedan muchos interrogantes por desvelar; sin embargo, tomar plena conciencia de que la realidad que experimentamos es mucho más subjetiva de lo que creíamos, además de despertar cierto pánico escénico; multiplicar sus posibilidades. Sentir el mundo, reinventarlo.

6

Muéstrame la eternidad, y yo te mostraré la memoria.

EMILY DICKINSON

Esta mañana me he vuelto a despertar temprano. Parece que mi organismo comienza a intuir que hay que ir espabilando del letargo del confinamiento. Preparada para el habitual paseo previo al desayuno, me he dirigido a la mesa donde cada noche, antes de acostarme, dejo cargando el móvil. Mi sobresalto me ha sorprendido. Excesiva respuesta refleja que *a posteriori* atribuyo a que, desde el inicio del confinamiento, es la primera vez que no está en su sitio habitual. Al llamarme por el fijo, ni suena ni vibra y salta el contestador. Después de buscarlo hasta en el interior de la nevera, me detengo. De pie, inmóvil, respiro con los ojos cerrados. Utilizar la estrategia de representación visuoespacial como recurso para localizar la información dentro del cerebro. Me he visualizado la noche anterior tumbada en el sofá hablando por el móvil frente a una película francesa en pausa. Trato de concentrarme en busca de detalles que puedan aportar pistas de dónde lo dejé después. Los días del confinamiento se han ido sucediendo monótonos, lo que dificulta el recuerdo. Bloqueada, al fin he optado por posponer dicho intento y salir a pasear.

Sol sin frío ni calor, la mañana despejada de polución, buenas condiciones que no he disfrutado. Lo relajante de caminar es liberar la mente de preocupaciones e historias y situarla en una especie de ingravidez vacía de contenido; en este estado el cerebro se mantiene consciente pero sin pensar, en el sentido habitual de la palabra, que equivale más propiamente a reflexionar y analizarlo todo. De hecho, gran parte de nuestras horas las pasamos en este modo de piloto automático cerebral: despiertos pero sin pensamientos ni emociones concretas; un estado que el neurocientífico Antonio Damasio define como «sentimiento de fondo» o «conciencia sutil», que adoptamos en multitud de actividades cotidianas. No ha sido ese mi estado mental durante las vueltas a la manzana; números, notas, fotos. Pérdidas menores o no tan menores —en todo caso durante el paseo—, trascendentes para mis neuronas, sumergidas en una especie de extravío existencial ni siquiera consolado ante el convencimiento racional de que el dichoso móvil no puede haberse evaporado.

Tras desayunar, he dudado de si volver o no a otra ronda de búsqueda. Una vez encendido el ordenador y comprobado que la secretaria ya me había enviado varios mensajes, he optado por concentrarme en el trabajo.

Las consultas de hoy son diversas; dos de ellas, relacionadas con la memoria, una queja muy común a partir de cierta edad. No hace demasiado tiempo me ponía como ejemplo ante mis pacientes: «No se preocupe, a mí también me ocurre». Desde pagar la gasolina y marcharme con la moto sin ponérsela hasta olvidarme las llaves. No encontrar las gafas es un clásico; en cambio, atrás quedó el tiempo en que perdía a menudo el móvil, puesto que de tanto usarlo parece haberse integrado en nuestro propio ser, de tal manera que su olvido sería como salir de casa sin un zapato y, de momento, aún no he llegado a tal nivel de despiste. Cumplidos los cincuenta años, e incluso antes, lo habitual es presentar ocasionales —y no tan ocasionales— fallos de memoria: desde entrar en una habitación y no saber lo que ibas a buscar hasta no recordar el nombre de la persona que estás presentando, un agobiante momento. No es tan habitual perder el hilo de la conversación, pero, de vez en cuando, nos sucede a todos. En la frecuencia de estos problemas, relacionados con la capacidad de memoria reciente, se encuentra la fina línea divisoria entre un proceso normal de envejecimiento cerebral y una patología. Aciertos y despistes. Una balanza netamente superior de aciertos, junto con un buen rendimiento en el trabajo y en el resto de las actividades diarias, tranquiliza hasta el punto de no tener que preocuparse en exceso. De momento, este es mi caso. Sin embargo, ya no me pongo como ejemplo tranquilizador ante mis pacientes debido a otro tipo de fallos más escamantes. En concreto, dos. Por un lado, observo evidentes problemas de retención de información nueva, hasta el extremo de que si no me apunto en el acto el nombre del libro o la película recién aconsejados es casi seguro que no voy a recordarlos por mucho que haga intentos de asociaciones de palabras y otras estrategias de memoria. Asimismo, me extraño y me preocupo cuando no recuerdo ni siquiera las caras de pacientes a los que he visitado unas semanas antes. En ocasiones, incluso resulta embarazoso y trato de disimularlo, pues por su actitud deduzco que la conexión mutua de ese primer encuentro debió de haber sido excelente. A medida que avanza la consulta, me voy acordando del caso. Esto no es algo que me ocurra a menudo, pero tampoco lo calificaría como esporádico; resulta inquietante. Y, además, la concurrida excusa del despiste no encaja en estos fallos.

El deterioro en cuanto a mi capacidad de memoria es cruel por evidente. Hasta hace relativamente poco tiempo —quizá más del que recuerdo— me acordaba no solo de la cara, voz y expresiones de cada paciente, sino también de sus datos clínicos sin necesidad de recurrir a lo apuntado en su historia. Nuestro cerebro se asemeja a una nuez. A partir de cierta edad, los surcos que presenta por toda la extensión de su superficie se van haciendo más profundos debido al normal proceso de envejecimiento, con la correspondiente atrofia cerebral que se visualiza en las pruebas de imagen. Esta varía mucho de unos individuos a otros y no se le atribuye significación patológica, a no ser que se acompañe de una sintomatología sugestiva de inicio de un cuadro clínico de demencia. Es decir, el hecho de tener más o menos marcados dichos surcos no es un dato relevante o sospechoso de que en el futuro vayamos a desarrollar una enfermedad degenerativa, aunque, en estos casos, la atrofia sea común.

Resumiendo, el envejecimiento cerebral puede afectar en mayor o menor medida a la capacidad de memoria, pero por sí solo no va a evolucionar hacia una demencia, y el rendimiento cotidiano se mantendrá dentro de la normalidad a no ser que estemos iniciando un proceso patológico. Sin enfermedad, no hay demencia. Parece una obviedad, si bien, por mucho que lo explique, no logro que dicha afirmación se capte con claridad. La edad, por sí sola, no evoluciona en una demencia, por lo que esta debe estudiarse en busca de la etiología que la provoca; la enfermedad de Alzheimer es la causa más frecuente, seguida de la patología vascular cerebral. La edad avanzada aumenta mucho la prevalencia de ambos procesos, pero el envejecimiento cerebral en sí no es el único factor que lo predispone. Así pues, por lo que a mí respecta, de momento puedo estar razonablemente tranquila, si bien en mi consulta he dado la vuelta a la frase referida (respecto a que a mí también me ocurre) y he añadido el matiz de que ya no me puedo poner de ejemplo de normalidad. Y no solo por honestidad ante la evidencia de mis alarmantes fallos, sino porque observo que ese matiz, en sí mismo negativo, aporta cierta dosis de complicidad que provoca paradójicamente un alivio a los pacientes que acuden temiendo estar desarrollando la enfermedad de Alzheimer. De momento, a vivir activos y esperanzados. Ya iremos viendo qué nos depara el futuro.

Esta mañana me he vuelto a preocupar. La paciente contacta conmigo vía correo electrónico, si bien opto por llamarla, pues necesito más datos para poder aconsejarla. No la recuerdo; ni por su nombre, ni por la historia clínica. Quizá la voz me ayude. En ocasiones me ocurre. Una vez al teléfono, me viene a la mente el paciente en su conjunto a través de la prosodia o entonación de la voz; de repente, visualizo la expresión de su cara, su actitud tranquila o inquieta durante las visitas, su estado aparente de salud y envejecimiento acorde o no a su edad; tantos datos de interés que suelen resultar esenciales para acertar en la valoración clínica integral. Pues no. Tampoco la recuerdo por su voz. Resulta chocante, ya que en los datos de su historia clínica hay constancia de revisiones por mi parte cada tres o cuatro meses desde hace un par de años. La primera consulta, para valorar su problema de memoria. La segunda, para ver los resultados de las pruebas solicitadas, encaminadas a descartar las llamadas «causas secundarias del deterioro cognitivo», ya sean de origen vascular, tumoral o determinados problemas metabólicos, como una alteración de las hormonas tiroideas o un déficit de vitamina B_{12}, entre otros problemas médicos. Por norma general, una vez descartado todo ello, si las quejas de memoria son más acusadas de lo habitual para la edad del paciente, se aconseja realizar una exploración neuropsicológica exhaustiva, que debe incluir tanto los diferentes tipos de memoria como el resto de las funciones cerebrales superiores. En el caso de esta paciente, dicho examen determinó la existencia de un deterioro cognitivo amplio y sugestivo de un probable inicio de la enfermedad de Alzheimer, por lo que le pauté la correspondiente medicación y le aconsejé visitas de seguimiento periódicas, además de insistirle en la necesidad de estimular diariamente su mermada capacidad de memoria mediante la programación de actividades adecuadas para ello.

Al teléfono, me sorprenden su fluidez y seguimiento del hilo de la conversación. Resulta que presenta una alergia cutánea desde hace unos días y su sobrino médico le ha recomendado dejar el tratamiento pautado por mi parte hace más de año y medio. Le comento que si la ha tolerado bien todo este tiempo no es la causa de la alergia, aunque no debe preocuparse por haberla suspendido. Una vez solucionado el cuadro cutáneo, la puede reiniciar sin problemas. Me entiende a la primera y quedamos en que acudirá a revisión una vez reabramos la consulta. Casi dos años desde el diagnóstico del inicio de un cuadro de demencia degenerativa y aún es capaz de expresarse con fluidez y precisión, mantener el hilo de la conversación y razonar, al menos, asuntos relativamente sencillos como el de su alergia; ni el más mínimo detalle durante la conversación telefónica que haga entrever su deterioro cognitivo. Llamativo, aunque en absoluto infrecuente, pues, en los estadios iniciales de la enfermedad de Alzheimer, según el día, el humor y el estado emocional —aunque los olvidos y fallos cotidianos de memoria reciente se muestran ya repetidos y alarmantes—, la persona puede mantener una aceptable calidad de vida e incluso manejarse bastante bien por sí misma. Sin embargo, al mismo tiempo, requiere un control cercano por parte de su entorno a causa de los inevitables despistes que le vayan sucediendo a lo largo del día; conducir es un disparate, mucha precaución con el fuego de la cocina, la cartera y mil detalles cotidianos.

A sus ochenta años —edad de llamativas diferencias entre unas personas y otras en cuanto al envejecimiento en general y al neurológico en particular—, lo habitual es perder capacidad de memoria como consecuencia de una disminución en la rapidez del procesamiento de la información nueva, debido a los cambios —no pérdidas, como se definían antes— que acontecen en el cerebro: atrofia neuronal, reducción de sinapsis y disminución de la producción de una serie de sustancias químicas, entre otros procesos de deterioro tanto de la circulación como del tejido neuronal. No obstante, el rendimiento, en líneas generales, se mantiene dentro de la normalidad, siempre y cuando nos respeten las enfermedades. De hecho, dicha torpeza en cuanto a la capacidad de recordar y retener información nueva y, sobre todo, los fallos en la llamada memoria de trabajo —esta provoca olvidos en las actividades que pretendemos realizar en el día—, así como cierta anomia o dificultad en encontrar la palabra adecuada, en especial nombres propios, comienza a sucedernos bastantes décadas antes de esa edad ya avanzada. En mi caso, interpreto que esa es mi situación: la edad y el normal proceso de envejecimiento cerebral, si bien de modo puntual, según mis despistes y olvidos —en ocasiones llamativos, como he comentado antes—, comienzo a cuestionármelo; realmente me extraña no acordarme ni siquiera de la voz de esta paciente. Pienso que si la tuviera frente a mí y observara sus gestos y su expresión facial fluiría toda su historia clínica de los entramados neuronales de mis recuerdos; o eso presupongo para no inquietarme más de lo debido.

Es casi imposible saber lo que el destino nos depara en cuanto a nuestra salud. Aún confío en que no me toque padecer esta enfermedad descrita por Alois Alzheimer en el año 1906, que provoca una atrofia cerebral por lo general más acusada en los lóbulos temporales, junto con unas lesiones microscópicas características constituidas por unas proteínas anómalas ampliamente estudiadas y sobre las que se focalizan enormes esfuerzos de investigación. Sucesivos avances en esta enfermedad son esperanzadores en cuanto a la posibilidad de frenar su progresión, si bien aún parece lejano el día en que el médico pueda decirle a su paciente: «Tranquilo, le hemos diagnosticado a tiempo, tome esta medicación y recuperará su memoria». Mientras tanto, el objetivo es enlentecer el curso evolutivo de la enfermedad, así como mejorar la calidad de vida del paciente a base de mantener una rutina saludable y estimulante, además de tratar las alteraciones del estado de ánimo, incluidos el insomnio o los problemas conductuales que vayan surgiendo. Y no es este un reto menor ni sencillo. Prepararse para controlar el día a día y no caer en el desánimo. De hecho, a lo largo del ejercicio de mi profesión no ha dejado de impresionarme la entereza con que el paciente y su entorno más cercano afrontan el desafío que supone el diagnóstico de tantas enfermedades irreversibles.

Con las demencias degenerativas ocurre algo enigmático y en cierta manera protector. No por norma, pero sí con frecuencia, al deterioro de memoria se suma la pérdida de una función encargada de mantenernos conscientes del propio deterioro; es decir, el paciente no solo tiende a minimizar los problemas de memoria por ser tan comunes con la edad, sino que el misterio va mucho más allá, pues este se muestra indiferente a su deterioro. Esto se debe a que presenta un déficit cognitivo llamado «anosognosia» o desconocimiento de su propio déficit. De momento, en lo que a mí respecta, me doy perfecta cuenta de mis fallos de memoria, ello no excluye que esté empezando una demencia, si bien no lo apoya; la evolución en el tiempo será determinante, pero yo aún confío en la eternidad de mis neuronas. Saber o no saber que no se sabe; cuestión que nos acerca a la conciencia misma del conocimiento. Misterios que encierra nuestro cerebro y que la ciencia va desvelando por distintos caminos. El paciente y su deterioro; la pérdida como espejo de conocimiento. Y, aterrizando en lo práctico, para los que nos estamos acercando a esa línea fronteriza entre la enfermedad y el normal proceso de envejecimiento, además de los correspondientes controles periódicos por parte de un médico especialista, es esencial tomar conciencia de que nuestro cerebro precisa de un esfuerzo extra de memoria: mantenerse activo, hacer ejercicio mental y físico, disfrutar del presente, aprovechar la experiencia, continuar planificando tanto a corto como a largo plazo, sin obviar la necesidad de estimular expresamente dicha memoria envejecida; aprender y aprender como principal fuente de desarrollo o mantenimiento cerebral.

La otra paciente que ha contactado conmigo esta mañana por motivos relacionados con el campo de la memoria —en el que cada caso encierra su particularidad— representa un claro ejemplo de imaginación a la hora de encontrar recursos con que estimular sus propias neuronas; parte de ellas ya destruidas por su enfermedad, otras aún activas y capaces. Sin rastros de mi móvil, la llamo desde el teléfono fijo. Me comenta que le tocaba venir a revisión y solo me llamaba para charlar, pues siempre se alegra de oírme y escuchar mis consejos. Se lo apunta todo en una libreta que un día me mostró con cierto orgullo de mujer empresaria, aunque a mí más bien me pareció una lista de palabras inconexas que una agenda organizada. Aproximándose a la década de los ochenta, continúa cumplidora, fiel a sus controles periódicos en mi consulta, desde que le diagnostiqué la enfermedad de Alzheimer cinco años atrás. Por aquel entonces, ya había enviudado y venía acompañada de una amiga. No tenía hijos y vivía sola; la amiga, algo desesperada, pues se sentía con ánimo y cariño para ayudarla, pero no siempre se dejaba ayudar. Imposible. No reconocía sus problemas y continuaba trabajando con su cartera de seguros, sin ninguna intención de abandonar a sus fieles clientes y dejarlos en manos de otra persona sin su experiencia. Por supuesto, conducía y, según ella, estupendamente. Destacaba del caso que conservaba un lenguaje fluido y seguía bien la conversación. Después de no sé cuántas visitas, la mujer al fin había accedido a jubilarse y había vendido el coche. Se había aficionado al transporte público, acudía con frecuencia a conciertos y al cine, y casi cada día tomaba el aperitivo en el mismo bar frente al mercado cercano a su casa con un grupo de amigas, las cuales estaban fatal de memoria, mucho peor que ella, según me había comentado en más de una ocasión. Continuaba viviendo sola, así que en las últimas visitas mi misión secreta había sido la de convencerla para que se organizara algún tipo de ayuda a domicilio. Feliz, estaba feliz viviendo sola, palabras textuales, disfrutaba mucho arreglando su pequeño apartamento, yendo al mercado, cocinando. Su capacidad de memoria reciente era nula. Seguía conservando el lenguaje, aunque perdía el hilo de la conversación con bastante frecuencia. Le podría beneficiar hacer ejercicios de memoria en un centro especializado cercano a su domicilio y, cuando se lo comenté, me sorprendió con su imaginativa solución para entretenerse y, de paso, estimular la memoria sin la necesidad de ponerle obligaciones y horarios a su vida, ahora que por fin podía disfrutar de tiempo libre. Jugaba sola a cartas: «Me entretiene mucho», añadió de modo espontáneo, trasmitiéndome su ilusión. Solitarios, como mis dos abuelas; magnífico ejercicio, recuerdo haberle comentado. No, no, a ella lo que le gusta es un juego de cartas en el que deben participar al menos dos personas. Y, tal vez al intuir mi extrañeza, comenzó a explicármelo con detalle. Una mesa de juego y dos sillas. Ella «frente a sí misma». Mira sus cartas, las analiza, elige la que considera más adecuada para desprenderse o coge otra, según las reglas del juego que sea. Y, cuando le tocaría jugar a la otra persona, se cambia de sitio y repite la acción. Dado que su capacidad de memoria a corto plazo e inmediata es nula, no retiene las cartas de su supuesto oponente, que acaba de tener entre las manos. En resumen, es como si jugaran dos personas. Qué mujer más estupenda, optimista y vital. Me preocupa que le ocurra algo, pero pasan los años y empeora muy lentamente; si en todo este tiempo no ha tenido ninguna desgracia relevante por sus fallos de memoria, tantos peligros sorteados, esperemos que su ángel de la guarda no la abandone jamás. Al teléfono, me he alegrado de oírla y comprobar que aún se expresa con aceptable fluidez y que continúa alegre y manteniendo una conversación bastante desordenada pero amena; se encuentra muy bien, lleva con resignación y disciplina el confinamiento, y me pide que la avisemos cuando reabra la consulta. Vendrá a revisarse por precaución; como experta agente de seguros, no ha olvidado lo importante que son los controles periódicos aconsejados por el médico.

Estimular la memoria. En edad de jubilación, quedarse tumbado en un sofá viendo la televisión es una opción por completo respetable, pero del todo contraproducente para un cerebro más o menos envejecido y necesitado de estímulos para su funcionamiento presente y futuro. La importancia de entender la memoria para mejorarla; saber cuál de ellas nos está fallando y qué recursos podemos emplear para potenciarla. Por ejemplo, cuando entramos en una habitación y no recordamos qué íbamos a hacer, estamos hablando de un tipo de memoria llamada «de trabajo»: memoria humana por excelencia, crucial en nuestra vida, indispensable para pasar de un momento a otro manteniendo una línea de continuidad. Es esta una memoria que registra la actividad presente mientras recupera información del pasado, una especie de pegamento mental que mantiene unidas múltiples conexiones sin perder una idea ni dejar de realizar una acción; una memoria que forma parte de las funciones ejecutivas de la corteza prefrontal y que se ve afectada inevitablemente al ir envejeciendo, aunque nunca hasta el punto de que dicho pegamento falle del todo y ya no seamos capaces de reconocernos a nosotros mismos por no recordarnos.

Así, hay distintos tipos y fases de memoria, en cada una de las cuales se puede incidir. Registro. Retención. Recuperación. Tres pasos que se deben realizar correctamente para que la información se recuerde. Cuántas veces actuamos sin darnos cuenta de lo que estamos haciendo. La atención y la percepción son las claves para un buen registro, y ambas capacidades son limitadas, pero se pueden potenciar. El ciego desarrolla el oído y el sordo, la vista; pero si la necesidad no aprieta, cuántas neuronas se desperdician por no trabajarlas. La motivación como estímulo esencial para el aprendizaje. La segunda fase es la retención, y también se puede actuar sobre ella: potenciarla a base de fijar mejor la información; repetir, ordenar, asociar, además de representar visualmente, pues por lo general las imágenes quedan mejor grabadas que las palabras. Por último, recordar es recuperar la información guardada en nuestro cerebro. Un cerebro que a menudo necesita pistas o piezas sueltas como referencia para sonsacar un recuerdo. Todo un paraíso de conocimiento acumulado a lo largo de los años. A quién no le gustaría recordar tantas cosas aprendidas y luego olvidadas debido a un proceso normal en el funcionamiento de nuestra memoria, el llamado «transcurso» o tendencia al olvido con el paso del tiempo. Memorizar consiste en pasar algo de la memoria a corto plazo a la memoria a largo plazo hasta que el recuerdo queda consolidado, pero es preciso no confiarse en exceso y tener presente esa tendencia al olvido, que obliga a recuperar dicho conocimiento cada cierto tiempo si pretendemos conservarlo. Qué cierta es la tendencia al olvido. Una suerte y una desgracia. La constatación de que el brillante y enormemente imaginativo sistema neuronal de nuestro cerebro, además de ser un pozo de conocimiento que rellenar y recuperar, lejos de parecerse a una simple grabadora, está en esencia organizado para olvidar es tan impactante como revelador. Una vida hacia delante.

Mis conocimientos a mi disposición. Recuperar información reciente del cerebro. Aún estoy a tiempo. Me concentro de nuevo en la noche pasada. Vuelvo a recordarme tumbada en el sofá, hablando por el móvil, la película en pausa. De repente, me visualizo levantándome de un brinco; si me doy prisa, aún llegaré antes que el camión de la basura. La pérdida definitiva del móvil comienza a ser lo más probable; se habrá caído por el camino. Respiro hondo, el agobio crece por momentos. Con esfuerzo, logro no descentrarme de la noche pasada. Tras el brinco, el sonido de la lluvia, la gabardina, me visualizo poniéndomela. Salgo disparada hacia el colgador de la entrada; siento el alivio al palpar el aparato en uno de los bolsillos. La lluvia ha sido clave. Una excepción en estas semanas de confinamiento. La memoria necesita pistas y mi taquicardia, encender el móvil.

7

Es difícil encontrar la felicidad dentro de uno mismo, pero es imposible encontrarla en otro lugar.

Arthur Schopenhauer

La reapertura de la consulta está resultando más plácida y satisfactoria de lo que preveía. La evidencia de que el virus ha resistido a un confinamiento estricto y prolongado, así como a la llegada de temperaturas más cálidas, habiéndose extendido por todo el planeta, contrasta con una sensación de alivio bastante generalizada respecto a la creencia intuitiva de que una historia como la vivida no volverá a repetirse. Resignados y precavidos, cumplidores, más o menos temerosos o esperanzados; en mi caso, añadido el convencimiento de que tratar de contener la expansión del virus en cualquier gran ciudad con nuestras características socioculturales volverá a resultar un rotundo fracaso por muchas medidas de aislamiento y detección precoz de los contagios que las administraciones vayan poniendo en marcha. A disposición del virus, la incertidumbre comienza a ser realidad y la realidad, incertidumbre. De fondo, la ilusión por regresar cuanto antes al confortable estado de engaño previo a la pandemia, donde las certezas de nuestras vidas, finitas y en riesgo permanente, se ignoraban la mayor parte del tiempo.

La agenda más distanciada entre pacientes como principal inconveniente asumido por mi parte con resignación. Por lo demás, en estos primeros días, las visitas han fluido efectivas tras las obligadas mascarillas, que tampoco están resultando el grave impedimento para la valoración neurológica que presuponía. En líneas generales, un regreso a la cotidianidad sin cambios significativos, exceptuando un mayor número de casos clínicos cuya demora en la consulta ha precisado solicitar con urgencia las pruebas diagnósticas correspondientes; como ejemplo, tres de las visitas realizadas esta misma mañana.

El paciente no acudía por propia iniciativa, sino por preocupación de sus hijos. Había enviudado hacía un par de años y vivía solo. Ni al inicio ni durante todo el confinamiento había complacido el deseo reiterado de su familia para que se trasladara a alguna de sus casas. Como única ayuda, a través de un mensajero, recibía todos los días la comida ya preparada. A sus setenta y cinco años, seguía en activo, aunque desde hacía años había delegado la dirección del negocio en el hijo que le acompañaba a la visita. Ingeniero de carrera, meticuloso y exigente, no dejaba pasar ni un día sin llamarle para que le pusiera al tanto de los pormenores de la empresa. Conociendo a su padre, el hijo procuraba no inquietarle y le transmitía medias verdades; las ventas habían bajado drásticamente y la reducción de costes estaba resultando insuficiente para evitar pérdidas alarmantes. De repente, las llamadas dejaron de producirse. Pasados dos días, a pesar de que le había respondido al teléfono a la primera y le había comentado que se encontraba bien, que no había ningún problema, el hijo se plantó en su casa. Y, efectivamente, le abrió la puerta con normalidad y aparente buen estado de salud. El pijama a media mañana como detalle inusual; por lo demás, poco conversador, como siempre. De balances y ventas, ni una palabra, un hecho realmente insólito. El hijo volvió a proponerle el traslado a su casa; disponía de espacio de sobras y los nietos veneraban a su abuelo. De nuevo rechazó la invitación, si bien esta vez se mostró menos contundente en la negativa, entre apático e indiferente. «En ese momento, no di importancia a este cambio de actitud, al fin parecía que iba a acceder al traslado; un alivio», comentario del hijo mientras miraba a su padre de reojo.

Una habilidad desarrollada con años de experiencia en la práctica clínica: mientras escucho al acompañante, observo al paciente. Como ausente, sin interrumpir a un hijo que hablaba con respeto, pero de aspectos relacionados con su propia persona; patriarca destronado sin rechistar, un comportamiento que probablemente entraba dentro de la esfera de lo patológico. A las preguntas para la valoración de sus funciones superiores respondió con cierta lentitud psicomotora como único dato reseñable. Tampoco encontré ningún signo de focalidad neurológica en el resto de la exploración. A pesar de ello, opté por solicitarle un TAC craneal urgente. De resultar normal, su conducta podría explicarse por un cuadro depresivo, pero mi impresión fue de preocupación, y acerté de pleno.

Frente a mí, de nuevo, con el resultado del escáner craneal realizado esa misma mañana. Tras leer el informe, he revisado las imágenes en silencio. Extensa tumoración en el lóbulo temporal derecho con marcado edema alrededor de la lesión. El tratamiento con corticoides disminuiría temporalmente parte del daño cerebral, pero la intervención quirúrgica del tumor debe practicarse con urgencia. Las imágenes de la resonancia apuntan hacia un glioma de alto grado de malignidad, si bien, dada la zona afectada, cabe la posibilidad de que salga de la operación sin secuelas, e incluso su extraña conducta podría normalizarse al disminuir el edema cerebral. El análisis histológico de la tumoración confirmará la necesidad de un tratamiento posterior con radioterapia para tratar de evitar en la medida de lo posible su recidiva. Un mal pronóstico a medio plazo con cierta dosis de esperanza, en gran parte por la localización del proceso expansivo.

Silentes y esenciales; el enigma de los lóbulos frontal y temporal derecho en relación con las funciones de sus neuronas. Nuestro cerebro tiene dos hemisferios que se miran a modo de espejo. Dos mitades prácticamente simétricas unidas por una estructura llamada «cuerpo calloso», que está compuesta por unos doscientos millones de fibras nerviosas que los mantienen comunicados de modo permanente, por lo que diferenciarlos en cuanto a su participación en aspectos conductuales resulta un ejercicio de extrema complejidad que precisa analizarse con la máxima prudencia. No obstante, a nivel clínico, las evidencias son significativas. Los pacientes con daño cerebral en el hemisferio izquierdo reaccionan con dramatismo; en cambio, los que presentan la lesión en el hemisferio derecho se muestran con la misma indiferencia del paciente sentado frente a mí junto a su hijo mientras les comunico la necesidad de contactar con un neurocirujano. Como apunta John J. Ratey en su libro *El cerebro. Manual de instrucciones*, podría ser que los procesos neuronales responsables de las preocupaciones se localicen en el hemisferio derecho. Y la división de funciones conductuales vuela aún más alto. Dos hemisferios, uno soñador, más emocional, intuitivo, creativo: el derecho; otro analítico, lógico, racional: el izquierdo. Una parcelación tan simplista como útil para entender la inteligencia humana y tratar de potenciarla a todos los niveles. Inteligencias múltiples.

Otro de los pacientes de esta mañana ha sido un caso de eficacia por mi parte en cuanto al diagnóstico y tratamiento. Una mujer de edad avanzada que se había pasado los meses del confinamiento sin poder caminar, puesto que al levantarse no era capaz de iniciar la marcha; le entraba un miedo atroz, según la sobrina que la había acompañado a visitarse justo el primer día de reapertura de mi consulta. Y, en menos de una semana, esta acudía sola, sin la paciente, para enseñarme el resultado del TAC craneal y comunicarme la espléndida noticia de la excelente respuesta a la medicación y trasmitirme lo contenta y agradecida que estaba su tía por todo; una mujer esta de carácter liberal, soltera y sin hijos a la que apreciaba como una madre, adelantada a su época, escritora; cuántos viajes por el mundo había realizado gracias a ella.

El TAC mostraba una atrofia cerebral propia de la edad sin otros hallazgos reseñables. La analítica era normal. El acierto por mi parte había estado en el diagnóstico clínico. La observación como esencial herramienta del neurólogo. Su problema para caminar se debía a la presencia de un temblor llamado «ortostático», que aparecía al incorporarse y mantenerse de pie y desaparecía al andar. Benigno y de etiología desconocida, su respuesta a una medicación con efecto betabloqueante es espectacular en ocasiones, como en este caso. A pesar de que el temblor la había mantenido los tres meses del confinamiento en la cama, con la consiguiente atrofia de toda la musculatura, y de la que le iba a costar recuperarse y volver a caminar como antes, la sobrina se mostraba eufórica: «Le ha desaparecido por completo el miedo, doctora, con ayuda ya camina, no se imagina lo que significa para ella, siendo tan independiente como es. Llegada a cierta edad, la cuesta abajo es inevitable y la aceptaba, pero ahora está muy animada».

La edad; efectivamente, difícil remontar, pero no imposible. Al incorporarse le aparecía un temblor corporal que podía pasar inadvertido, pues se agarraba casi en el acto al mueble más próximo. Debido a la inseguridad e inestabilidad que le provocaba, no podía iniciar la marcha, y su médico de cabecera —sin poder visitarla debido al confinamiento— le había pautado complejos vitamínicos sin que hubiera notado ninguna mejoría. Del desánimo a la esperanza; de verse sin salida a recuperar cierta autonomía. Una bendición.

El tercer caso del día, en el que la demora en el diagnóstico ha sido una pesadilla para el paciente y su entorno, se trata de otra mujer de edad avanzada. En este caso, padece una hiperactividad inusual: actividad frenética, de arriba para abajo, incapaz de permanecer tumbada en la cama o sentada, ni siquiera en mi consulta. Día sí y día también, sus hijos hablaban por teléfono con su médico de cabecera, e incluso la habían llevado en varias ocasiones a servicios de urgencias públicos y privados, que la devolvían a su casa sedada para que al cabo de unas horas volviera su extrema inquietud motora. Un control imposible, solo amortiguado por la paciencia infinita de una cuidadora que llevaba semanas sin dormir. De uno en uno, debido a las restricciones por el COVID-19, en el despacho solo se permitía la entrada de la paciente y un familiar; todos los hijos, que acompañaban a su madre, querían estar presentes. Personas ejemplares dispuestas a turnarse, desvividos todos por ella, si bien se sentían sin salida y exhaustos. En resumen, una de esas visitas en las que te encuentras sobrepasada y suspirando por disponer de una varita mágica para solucionar al menos en parte el problemón del paciente y su familia, que recurren a ti desesperados y como última esperanza. Y en cuántas ocasiones, una vez revisadas las pruebas y las diferentes medicaciones pautadas, no encuentras ni varitas ni magias. Pero, de vez en cuando, descubres un resquicio, algo no pautado, y solucionas lo imposible. Este había sido uno de esos casos.

Como con la paciente anteriormente comentada, uno de los hijos acude eufórico, en este caso para traerme los resultados de un análisis que le había solicitado esperando confirmar que la paciente no tenía un déficit de hierro como posible causa del cuadro clínico que presentaba. Nivel normal. No estaba allí el milagro.

De nuevo, en el diagnóstico acertado de la problemática clínica presentada estaba la llave de la solución. En este caso, su hiperactividad motora había sido interpretada como de origen psiquiátrico, dado que se manifestaba con una evidente ansiedad y, en consecuencia, había sido tratada con ansiolíticos y otras medicaciones en dicha dirección. Sin embargo, dada la nula respuesta al tratamiento, opté por la vía del control motor. Desde hace ya unos cuantos años, el síndrome de las piernas inquietas es protagonista en multitud de congresos de neurología. Lo que antes ni existía como patología ha pasado a ser un cuadro clínico relevante y con una exitosa respuesta al tratamiento adecuado: una medicación utilizada en la enfermedad de Parkinson. En dosis muy bajas, esta logra frenar la tortura de esa inquietud infernal, por lo general muy localizada en las piernas y con una extraña e imperiosa necesidad de moverlas. El tratamiento con antagonistas dopaminérgicos o dopamina fue mi varita mágica para detener la inquietud motora de mi paciente, que llevaba todo el confinamiento como un péndulo sin dormir. Y el hijo no sabe cómo agradecerme el milagro: «Tenemos un hotel rural en pleno campo, entre viñedos. Venga, venga con quien quiera, es su casa, cuando quiera».

Había recurrido a esa medicación con dudas respecto a su eficacia en este caso. La paciente no manifestaba necesidad de mover las piernas, no sabía lo que le ocurría, siempre de un lado para otro. De hecho, la ansiedad reactiva a su situación era tan evidente que, probablemente, de no haberse pautado con anterioridad medicación ansiolítica, esta hubiera sido mi primera opción. El caso es que el éxito recayó sobre mi persona. Satisfecha, me despido del hijo después de explicarle que, en ocasiones, la dosis de la medicación debe irse aumentando y que es preciso un control periódico para evitar potenciar el síndrome. De momento, se mantiene tranquila, sentada toda la tarde y también duerme de un tirón por la noche. No se lo pueden creer; vendrían todos a abrazarme si no fuera por el maldito coronavirus, que les ha mantenido en sus casas sin poder acudir antes a mi consulta. Están felices. La felicidad está en nuestro interior, pero vencer o frenar cuadros clínicos como este nos da la opción de encontrarla.

8

Por amor, hasta morirse es bueno.

GABRIEL GARCÍA MÁRQUEZ

Encerrados por países y manteniendo restricciones preventivas, en líneas generales, el verano ha resultado bastante reparador. En mi caso, como cada año, en mi casa del Cantábrico, entre familia y amigos; las playas más llenas de lo habitual debido al turismo local. Por lo demás, un discurrir plácido, sin cambios relevantes respecto a otras vacaciones veraniegas, como si el COVID-19 nos estuviera concediendo una especie de tregua. Aun así, sigue dando señales inequívocas no solo de persistencia, sino de que nos conduce directos hacia una segunda ola. En resumen, otro verano para el recuerdo, con la particularidad de alguna cena en grupos reducidos y al aire libre, abandonada por mi parte antes del postre para no lanzarme a la yugular del machacón negacionista de turno. «El problema radica en una sociedad que no acepta la muerte como un proceso natural», ejemplo de comentario de evidente interés, pero desacertado y ofensivo ante la situación vivida. Despreciados el dramático colapso hospitalario y el titánico sobresfuerzo del personal sanitario; obviar lo esencial y navegar ignorando algo tan básico como que entre la muerte y la vida de las víctimas del COVID-19 hay una extensa franja de sufrimiento y asfixia por la enfermedad, y que la lucha de la medicina se sitúa fundamentalmente en esa franja.

Adiós a un verano clásico, sin aeropuertos ni maletas extraviadas, que me ha devuelto a mi infancia y adolescencia, a ese tiempo donde las horas fluían infinitas mientras nuestra mente disfrutaba del presente sin pensar a más largo plazo que en el mañana inmediato. Por la misma sensación de atemporalidad, o tal vez por otros motivos a desvelar, también me ha traído a la memoria ese palpitar del corazón ante el flechazo. El enamoramiento que invade de repente nuestra vida y altera de modo llamativo nuestra mente. En síntesis, una cascada de neurotransmisores que producen ilusiones o emociones. Ese endiablado y atractivo baile neuronal se sitúa a años luz de la neurología clínica. No obstante, resulta de obligado conocimiento para todo especialista que pretenda expandirse hacia la divulgación del cerebro y sus misterios. Helen Fisher, en su libro *¿Por qué amamos?*, detalla con precisión esa serie de cambios químicos que determina la alteración de la percepción y la conducta de la persona al enamorarse. Eduard Punset lo resume con su afinada capacidad de comunicación: una cascada vital sin la cual el amor pasional simplemente no existiría. En concreto, son tres las sustancias químicas clave: la dopamina y la norepinefrina, que aumentan sus niveles, y la serotonina, que los disminuye. El glorioso y fatídico baile de Romeo y Julieta en acción. La persona amada se convierte en el centro de todo; la dopamina y la norepinefrina ayudan a focalizar la atención. Se mira al ser amado como algo único y nuevo; la dopamina favorece el aprendizaje de estímulos novedosos. Se busca tener cosas en común; la dopamina se asocia con la motivación y las conductas para alcanzar objetivos concretos. Recordamos el más mínimo detalle del tiempo pasado juntos; la norepinefrina aumenta la capacidad para recordar estímulos nuevos. No podemos pensar en otra cosa; la disminución de la serotonina provoca un pensamiento obsesivo. Y respecto a las áreas cerebrales implicadas en todo el proceso, mediante estudios de resonancia craneal funcional se ha podido comprobar que, además de varias zonas de la corteza cerebral, también se activan áreas del interior, como el núcleo caudado y un acúmulo de neuronas en el tronco encefálico. Estructuras cerebrales a disposición de la pasión. Amor y odio; ambos estados mentales mantienen llamativas coincidencias neurológicas, según los estudiosos del tema.

Pero lo que realmente resulta milagroso y un enigma apasionante que descifrar es por qué este torrente de sustancias químicas se desencadena ante la conexión repentina con una persona entre un millón. Dos o tres veces en la vida, quizá unas cuantas más si uno dispone de un cerebro muy receptivo y predispuesto a ello. Al respecto, mis lecturas y mi experiencia me han conducido a considerar una hipótesis que no es teoría contrastada, sino tan solo un razonamiento personal que en absoluto implica que sea propio. Nuestro cerebro dispone de áreas muy especializadas en la superficie de la corteza que responden a distintos estímulos visuales complejos: la visión de caras y manos, por ejemplo. Un procesamiento visual superior que, cuando falla —como ocurre a menudo en la enfermedad de Alzheimer por la degeneración neuronal subyacente— determinados componentes del entorno no se reconocen, como las caras, o déficit también llamado «prosopagnosia». En el caso del flechazo, parece suceder lo contrario. Como si lleváramos grabada en nuestra corteza cerebral esa cara, esa voz, esas manos, en principio nunca vistas antes, hasta que las miradas se cruzan. Mágica conexión entre neuronas de dos cerebros hasta entonces desconocidos y la subsecuente cadena de sustancias químicas, de intensidad muy variable: desde emociones incontrolables hasta un simple atisbo de ilusión que se esfuma si no se dan las condiciones oportunas. El amor; descubrir de la mano al otro, poco a poco, o bien sentir el flechazo que arrasa con todo y que, más que otra cosa, semeja una obsesión. Realmente ¿de qué hablamos cuando hablamos de amor?, título del libro de relatos de un gigante de este género, Raymond Carver; historias en moteles, de divorcios, alcohol y soledades. El amor como sentimiento o, más propiamente, como ilusión: indiscutible motor en nuestras vidas.

Y tras la tregua del verano, el desconcierto. Confirmada la segunda ola, un riesgo velado flota en el ambiente de la consulta: la sensación de que en cualquier momento se deberá cerrar la actividad presencial ante el positivo de alguien del equipo. Una mampara me separa del paciente hasta que paso a explorarlo. En ocasiones requiero analizar la expresión o la musculatura y sensibilidad faciales, por lo que preciso solicitarle que se retire la mascarilla. La cercanía es excesiva, el riesgo —sin sentirlo como tal—, también. Día a día, se constata que los test rápidos de antígenos para la detección precoz del COVID-19 aportan una falsa seguridad, puesto que, sin la existencia de síntomas, el negativo del resultado suele ser la norma y no excluye en absoluto el contagio. A pesar de ello, van pasando las semanas y continuamos abiertos, al igual que el resto de los consultorios de la clínica.

La mañana de hoy ha sido un ejemplo de que atrás quedó la complicidad vivida tras la primera ola; más hartos, más agobiados y más conscientes del problemón en el que nos encontramos inmersos, la evidencia de que la entereza prolongada en el tiempo no es una cualidad predominante. Para empezar, una visita para olvidar. Varios letreros por toda la clínica informan al paciente que solo puede entrar en los consultorios con un acompañante. Amor materno. Una madre preocupada no está para cumplir normas. Decido rápido para evitar protestas de otros pacientes. Como excepción, que entren la madre junto con su hija, adolescente, y el pequeño de la familia: un terremoto de cuatro años. Mi despacho tiene dos grandes ventanales con unas cortinas de finas y estrechas varillas que se ajustan para dejar pasar más o menos luz y mantener las vistas al jardín. La escena merecería haber sido grabada. La madre y la hija en sus asientos frente a mí y el pequeño dando tumbos por la consulta, como buscando entretenimiento, hasta que lo encuentra. Las varillas. El ruidito al tocarlas, desplazarlas hacia arriba y hacia abajo, estupenda diversión ante la cual la madre ni se inmuta. Con amabilidad forzada sugiero que el niño se siente en un pequeño taburete que yo misma le aproximo a la mesa mientras le doy un folio en blanco y un lápiz para que dibuje. El asunto parece controlado. Por fin, comienzo a concentrarme en el motivo de la consulta. La adolescente presentaba cefaleas muy frecuentes, aunque no le impedían ir al colegio. La preocupación había estallado tras los hallazgos en la resonancia craneal solicitada por su pediatra. Centrada en la lectura del informe, de reojo veo que el niño ha dado por amortizado el papel con cuatro rayas y comienza a pintar sobre mi escritorio, de madera clara. De inmediato, le doy otro folio y le digo que en la mesa no se puede pintar. La madre le da un grito, el niño descarta dibujar si no es donde él quiere, tira el lápiz al suelo y comienza a dar rápidas vueltas sobre el taburete, que tiene esa función para facilitar la exploración del paciente. La madre le vuelve a gritar, el niño se levanta directo hacia las varillas. Aún en el inicio de la recogida de datos de la historia clínica. Imposible continuarla. Mi sugerencia es correcta en las formas aunque contundente. De pie, junto a la puerta, indico a la paciente que se lleve a su hermano a dar un paseo por los pasillos. Quedarme con la madre, recoger datos de los antecedentes de su hija y revisar con calma las imágenes de la resonancia; esa es mi intención, la única alternativa que ofrezco. De entrada, la madre no entiende mi propuesta. Una exagerada, deduzco por su mirada. Ante la imposibilidad de tranquilizar un mínimo a su hijo, accede. En fin, ni excepcional ni frecuente situación esta, pero sí bastante común y no solo en cualquier consulta médica. La mesa junto a la que te ha tocado en un restaurante con un par de niños que no dejan de pelearse mientras sus padres parecen no enterarse y, cuando se enteran, pasan a ser peores sus gritos que los de los niños. El mundo infantil y el amor paternal.

El caso clínico de esta adolescente no es preocupante, pues los hallazgos en la resonancia no tienen relación con su dolor de cabeza. La pequeña lesión objetivada en una estructura cerebral llamada «tálamo» —por donde pasan todos los estímulos sensoriales para luego llegar a la corteza— debe estudiarse con más detalle repitiendo la resonancia, pero esta vez inyectando un contraste para obtener más información respecto a las posibles causas de la lesión objetivada. Lo más probable es que no capte contraste y, a partir de entonces, únicamente precise controles periódicos anuales. Terminada la visita, circo incluido, indico a la madre que me envíe por correo electrónico el resultado de la nueva resonancia; de persistir la cefalea de su hija a pesar de la medicación pautada, debe volver a revisión, sin el niño, por favor, se lo ruego, o se lo exijo. Siendo sincera, exhausta tras la batalla, silencio dicha obviedad, dando por sentado que lo traerá o no a conveniencia personal. Maltratadora de madres y niños, para colmo.

El siguiente paciente vuelve a poner a prueba mi paciencia y mi intolerancia a imposiciones externas. Ejecutivo de una multinacial, por lo comprobado *a posteriori*, con acuerdos especiales establecidos con la clínica. Entra como si de un desfile militar se tratara, mirando al frente, y se sienta fijando la vista en mi persona. Actitud esta que no trato de juzgar, aunque me extraña y motiva a no tomar la iniciativa y dejársela a semejante personaje. Silencio. El desvío de su mirada hacia el ordenador tampoco lo sé descifrar, así que decido preguntarle algo tan obvio como el motivo de su consulta. Ya lo debería saber, deduzco, puesto que tampoco se digna a expresarlo. Resumiendo el enredo, el caso es que el paciente se había realizado un chequeo y le habían remitido a mi consulta para que valorara una resonancia craneal practicada esa misma mañana. Intento aclararle la situación: las pruebas no vuelan; o el paciente las trae directamente tras haber ido a buscarlas al servicio de radiología correspondiente o bien existe la posibilidad —puesta en marcha a raíz de la pandemia— de entrar en la página *online* de la clínica y acceder a las imágenes a través de un código o contraseña que debe aportar el paciente. Le pido que me acompañe. Lo instalo, sin opción de protesta, en uno de los asientos del pasillo, puesto que nuestras dos salas de espera están ocupadas. Donde antes cabían diez, ahora caben solo dos; un paciente y su acompañante. Dejo a mi secretaria encargada de llamar al departamento de atención al cliente para que resuelva el asunto. Aviso al siguiente paciente.

Menuda mañana. Otro enredo que desenredar. A punto de entrar en la década de los sesenta y con buena salud en general, el paciente, que acude acompañado de su mujer, meses atrás se había despertado una mañana con la lengua hinchada hasta costarle respirar. En urgencias le dieron la debida medicación en vena para el tratamiento de una probable reacción alérgica, la cual no se explicaba, puesto que no había tomado ninguna medicación y su dieta había sido la habitual. La respuesta fue inmediata; un alivio después del susto, si bien desde entonces sentía la lengua inflamada, lo que le dificultaba de modo casi inapreciable articular determinadas palabras. Era consciente de su lengua en todo momento; una sensación bastante molesta y de la que ningún especialista le había sabido explicar el motivo. La última eminencia consultada les había aconsejado visitar a un neurólogo; por exclusión, el origen de sus molestias debía encontrarse en su cerebro.

Mientras le exploro para confirmar que no existe ninguna anomalía dentro de mi especialidad, mi mente va dándole vueltas a cómo desmontar tanta confianza puesta en mí y explicarles la situación. Enseguida intuyo que será la mujer, y no el paciente, la que se desesperará y mostrará sus dudas y disconformidad. Acierto. Con calma, se lo vuelvo a explicar. La lengua puede mostrarse atrófica o puede encontrarse debilitada o paralizada, todo ello debido a determinadas causas neurológicas, pero si se inflama y persiste la molestia referida, el motivo no entra dentro de mi especialidad. Pues no. La mujer pretende hacerme entrar en batalla. Según ella, mi cometido es asumir las conclusiones de la eminencia y, en consecuencia, dictaminar un diagnóstico con solución incluida. «Glositis, así se llama la inflamación de la lengua. En este caso, de origen no aclarado. Le corresponde a un maxilofacial o a un otorrino el seguimiento. Se puede plantear una consulta con un psiquiatra para que valore un posible componente psicosomático, pero, siendo un problema tan localizado y tras una glositis aguda con buena respuesta al tratamiento habitual de una alergia, mi opinión es que ellos deben ser los que decidan el tratamiento a seguir», explicaciones que le voy dando mientras escribo un informe detallado de mi impresión diagnóstica, que le entrego en mano al paciente. De reojo, miro a la mujer. Por su cara, parece a punto de explotar; su marido es un conformista y un blando, imagino que piensa, pero no lo suelta. Silencios que hablan. Y, de repente, me siento identificada con ella, colega de género, buscadora de soluciones. «Otra posibilidad es consultar a otro neurólogo si se van a quedar más tranquilos», comento tratando de apaciguar los ánimos. «Claro, claro que consultaremos a otro neurólogo», me contesta la mujer rozando la indignación, mientras el paciente trata de disculparse con la mirada.

Luchadora, protectora, de carácter fuerte, imagino que desbordado por la pandemia y las molestias físicas de un marido mucho más pausado y razonable. El cerebro femenino y sus peculiaridades. «Bajo un microscopio o una RNM funcional, las diferencias entre el cerebro masculino y femenino revelan ser complejas y extensas», detalla la neuropsiquiatra Louann Brizendine en su excelente libro divulgativo *El cerebro femenino*. Más del 99 por ciento de los genes de los hombres y las mujeres son idénticos. En ese 1 por ciento restante y en la influencia hormonal sobre el cerebro radican las diferencias. Al parecer, hasta las ocho semanas de vida embrionaria el cerebro es unisex; la irrupción de la testosterona lo convierte en masculino. Sin la llegada de esta hormona, el cerebro femenino sigue su camino. Pequeñas diferencias muy significativas. En las mujeres, los centros para el lenguaje tienen un 11 por ciento más de neuronas que en los hombres. El eje principal de la emoción y la memoria, el hipocampo, es también mayor en el cerebro femenino. Ello explica el hecho de que las mujeres, por término medio, expresen mejor sus emociones y recuerden más los detalles de los sucesos bañados de contenido emocional. Desde los centros nerviosos que registran placer y sufrimiento hasta las neuronas que transmiten percepción, pensamientos y emociones; distintos modos de operar para equivalentes tareas. De especial relevancia es que destacan aquellas funciones relacionadas con el modo de reaccionar ante el estrés y el conflicto. Resulta que la amígdala o eje central del miedo —la cual dispara la agresividad— dispone de más procesadores en el hombre, lo que la convierte en un peligro para solucionar disputas, si bien, por otra parte, parece ser que el estrés psicológico del conflicto se registra más profundamente en el cerebro femenino, lo que equivale a una especie de hipersensibilidad al estrés, en la cual me reconozco. Ante un sobre certificado y devuelto a correos, palpito.

Conocernos para explorar nuestras habilidades y trabajarlas, debilidades incluidas. La lucha de la mujer por la igualdad ha sido determinante y descomunal. Gracias a décadas de enormes esfuerzos individuales y colectivos hemos llegado hasta aquí. Sin estudios ni experiencia, el cerebro —ya sea masculino o femenino— queda relegado a un limbo sin expectativas. Este ha sido el trato que ha recibido durante una eternidad el cerebro femenino, al que aún se continúa sometiendo en una gran parte del planeta; intolerables injusticias por las que seguir luchando sin descanso con la esperanza de que llegue el día en que cualquier cerebro disponga de las condiciones necesarias para desarrollar todo su potencial. Y, en lo que respecta a las sociedades occidentales, aún queda trayecto por recorrer, si bien pienso sinceramente que debe ir acompañado de la correspondiente autocrítica en relación con el esfuerzo y la ambición personal, todo ello sin complejos, más bien al contrario. «Una mente sagaz, dotada de un extraordinario sentido común y una intuición incomparable»; cuesta poco adivinar el género de este cerebro, aunque la definición tiene dueño: el pensador George Steiner la refirió respecto a las cualidades de su esposa. Así pues, para ter-

minar una mañana que se ha parecido más a un campo de batalla que a una consulta médica, hago un esfuerzo solidario con la
mujer, preocupada por las molestias en la lengua de su marido,
y le doy la referencia de un colega neurólogo con el cual intuyo
que conectará mucho mejor y confío que le transmita la tranquilidad que necesita en beneficio de la salud de todos.

9

Hay personas que justifican el mundo, que te ayudan a vivir con su sola presencia.

ALBERT CAMUS

A un mes de las celebraciones navideñas y en fase de lento descenso de una segunda ola que ha mantenido los hospitales con un tanto por ciento de ocupación alarmante aunque sin llegar a saturarse, la llamada que recibí fue tremenda.

Apenas un mes antes, había acudido a mi consulta a visitarse. Llevaba más o menos desde el inicio del confinamiento con unas molestias en los dedos del pie que describía como una sensación de agarrotamiento o calambre que aparecía al caminar pocos metros y cedía al detenerse para quitarse el zapato y estirar repetidamente esos dedos. En la exploración, como único signo destacable, objetivé la aparición de un dolor agudo a la presión entre el tercer y cuarto dedo de uno de los pies. Años atrás, el paciente había sido intervenido de un neuroma de Morton y la clínica actual era muy sugestiva de una recidiva de dicha tumoración benigna localizada en la vaina del nervio. Incluso sentado le molestaba el zapato. Paralelamente, presentaba frecuentes episodios de cefalea que le despertaban por la noche cediendo con uno o dos comprimidos de Hemicraneal. Un típico cuadro de rebote provocado por dicha medicación, que debería haberse eliminado del mercado hace muchos años por esa tendencia al hábito que provoca, además de por su efecto vasoconstrictor generalizado, cuando los nuevos tratamientos para las migrañas no solo suelen ser más eficaces, sino que su acción es selectiva sobre los vasos intracraneales. La impresión diagnóstica respecto a ambos problemas clínicos era evidente. Y, en principio, la conducta a seguir aconsejada por mi parte, la correcta.

Tras el impacto de la llamada, lo visualizo sentado aquella primera visita frente a mí. Enseguida me recordó a mi padre; desde que falleció, hace ya bastantes años, muy de vez en cuando me ocurre. De esos pacientes tan alérgicos a la queja que en la consulta del médico tienden a minimizar sus síntomas. De esos pacientes poco aficionados a revisiones de su propia salud que, no obstante, una vez se deciden, acceden resignados a realizarse las pruebas que el médico en quien depositan su confianza considere oportunas. Recuerdo al detalle mis explicaciones. Una resonancia de ambos pies confirmaría la sospecha diagnóstica de recidiva del neuroma de Morton. De ser negativa, el siguiente paso sería realizar una resonancia de la columna lumbar, así como una revisión vascular, puesto que, aunque los pulsos pedios de ambos pies latían bien y no había ningún signo de afectación circulatoria, la aparición de las molestias al caminar era un dato que aconsejaba esa revisión. Respecto a la cefalea, le indiqué el tratamiento para deshabituarle del Hemicraneal. En unos quince días era de esperar que cedieran las migrañas. De no ser así, a pesar de no presentar datos de focalidad neurológica, se debería realizar una resonancia craneal. Aunque, como especialista, sepas de antemano por la historia clínica y la exploración que no se encontrarán hallazgos relevantes como un tumor, una hemorragia o una malformación vascular cerebral, dado lo inocuo y preciso de esas pruebas de imagen, se solicitan ante cualquier mínimo detalle sospechoso, en este caso, de persistir el dolor a pesar del tratamiento indicado. Paso a paso, en primer lugar, los dos comentados. En mente, pendiente, el chequeo más amplio referido. De acuerdo, de acuerdo en todo lo que le aconsejara.

En pocos días, la cefalea cedió con la medicación pautada y la resonancia confirmó la recidiva de un neuroma de Morton en ambos pies, a tratar de resolver por el traumatólogo. Un primer intento de tratamiento local poco invasivo no había resultado eficaz, por lo que se encontraba pendiente de ser valorado de nuevo. Y, de repente, la oscuridad. De repente, deja de latir el corazón de un padrazo de sus hijos y los de su pareja aún en edad todos de apoyo y consejo. De repente, se apaga para siempre la mente de una de esas personas tan volcadas en dar que deberían ser eternas. La autopsia confirmó mi impresión de que el motivo del fallecimiento no tenía relación con los dos problemas referidos. No errar en el diagnóstico resulta por completo insuficiente; amarguísima lección. Los médicos no somos dioses; deberíamos serlo.

El mismo día de su despedida, visité por la tarde. Máxima concentración en el paciente que tienes frente a ti, al margen de tormentas interiores. Recuerdo los casos de aquel día, pues me agobié más de lo habitual. Uno en concreto, al detalle. De la muerte súbita a la resurrección. Similar inicio con sensación previa de desvanecimiento: unas veces sin volver a despertarse, otras abriendo los ojos desconcertado al verse rodeado de gente con cara de susto. Los síncopes por bajadas repentinas de tensión arterial, llamados «cuadros vasovagales», son muy aparatosos, pues la persona yace en el suelo pálida y en apariencia muerta. Sin embargo, en unos segundos, la recuperación es completa o tan solo persiste durante un rato cierta sensación de aturdimiento o malestar general. Propio de gente joven, cuando sucede a partir de cierta edad la revisión cardiológica es obligada para determinar si existe algún problema más allá de una puntual bajada de tensión arterial. Desde el punto de vista neurológico, perder el conocimiento y recuperarlo en un breve periodo de tiempo no preocupa dado que no es debido a una trombosis, embolia o hemorragia cerebral, puesto que en estos casos la persona o no se recupera o se recupera con determinados síntomas en función de la zona afectada.

Así pues, ante episodios sincopales, el único diagnóstico posible a excluir por parte del neurólogo es que pueda haberse tratado de una crisis epiléptica. Y ahí radicaba el problema del paciente sentado frente a mí. A sus sesenta años, en los últimos meses había presentado seis o siete síncopes, sin otros datos clínicos reseñables aparte de una única ocasión en que la pérdida de conocimiento se había acompañado de posibles convulsiones: unos breves espasmos junto con una rigidez generalizada. En el servicio de urgencias al que había sido trasladado entonces lo habían interpretado como una probable crisis epiléptica y le habían prescrito medicación para ello. Debido a la pandemia, después de innumerables llamadas, al fin había podido hablar con su médico y se encontraba pendiente de que lo avisaran para visitarse con los especialistas indicados: un cardiólogo y un neurólogo. A mi consulta aportaba una analítica y un TAC craneal realizado de urgencia: todo normal. A pesar de seguir el tratamiento antiepiléptico indicado, había presentado otro episodio sincopal —en esta ocasión, sin convulsiones—, por lo que había contactado conmigo a través de un conocido común. Ni síncopes sin importancia ni crisis comiciales; después de detallar la historia clínica concluí que el paciente no presentaba episodios de epilepsia, sino que se trataba de cuadros sincopales acompañados en una única ocasión de clínica comicial secundaria a ello. Síncopes vasovagales repetidos. A su edad, muy inusual. Urgía una revisión exhaustiva por parte del cardiólogo. Descartar arritmias como primera posibilidad. En absoluto bastaba con un simple electrocardiograma realizado en urgencias. No había ni un minuto más que perder. Las pruebas neurológicas podían esperar a la conclusión del cardiólogo. Algo desconcertado ante la evidencia de mi preocupación, cogió mi nota dirigida al especialista en arritmias, que le visitaría al día siguiente tras mi llamada directa a su departamento. La despedida fue en exceso seria, incluso algo tensa; el tiempo que nos resta a cada uno como privilegio aleatorio es imposible de predecir, pero, al menos, se impone no demorar dudas diagnósticas de potencial gravedad.

El siguiente paciente entró con un paquete en la mano: un libro de arte que esperaba que fuera de mi interés. Agradecí el gesto, que adelantaba el éxito del tratamiento pautado por mi parte. El hombre llevaba meses sufriendo un martirio al comer y su pérdida de peso estaba resultando alarmante. El cirujano que le había intervenido de un tumor de tiroides —benigno en sí mismo, pero tan extenso que había sido preciso extirparle dicha glándula por completo— no encontraba explicación a las dificultades de deglución referidas y le reiteraba en cada visita que en cualquier momento volvería a poder comer sin problemas. Por supuesto, como experimentado especialista en la cirugía practicada, había extremado la prudencia para evitar que se lesionara el nervio recurrente laríngeo. Dada la persistencia de los síntomas, se le realizó prueba tras prueba, todas dentro de la normalidad: intacta la motilidad de las cuerdas vocales, ni hemorragias ni ninguna otra complicación; y las hormonas tiroideas y el resto de las analíticas aportadas eran normales. El caso es que antes de la intervención comía perfectamente, por lo que parecía evidente que algún problema en relación con la cirugía debía de ser la causa de su disfagia. Visitado por internistas, endocrinólogos y especialistas de garganta, nadie encontraba el motivo que le impedía comer. Al fin, le habían remitido al neurólogo por no enviarlo al psicólogo, dado que en absoluto se trataba de un paciente sospechoso por su personalidad e historia clínica de presentar un problema psicosomático. De hecho, en la primera visita realizada conmigo, me llamó la atención su exquisita serenidad ante un problema tan molesto sin diagnóstico ni mejoría a pesar del tiempo transcurrido desde la intervención. Convencida de que no encontraría una causa neurológica y que se debería seguir explorando en busca de algún problema local hasta el momento no detectado, mi acierto fue no precipitarme en las conclusiones y tratar de precisar al máximo los detalles clínicos de sus dificultades para comer.

Al margen de la cirugía practicada, valoré todas las posibles causas neurológicas de un trastorno de la deglución. La exploración física no mostró nada relevante. Pero un dato de la anamnesis fue clave. Por su cuenta, había encontrado la solución para alimentarse un mínimo. Podía masticar, pero enseguida notaba como si la musculatura empleada para esta función se fatigara o paralizara, así que llevaba tiempo comiendo solo purés. Y también había constatado que si entre cuchara y cuchara dejaba trascurrir un rato, lograba ingerir al menos lo imprescindible. Él mismo se estaba diagnosticando. En medicina, lo habitual es que enfermedades dispares no aparezcan simultáneamente, pero, en contadas ocasiones, puede ocurrir, al igual que un atropello no nos libra de sufrir otro el mismo día. Por otra parte, el estrés derivado de una cirugía y, en especial, la anestesia, pueden desencadenar un proceso clínico hasta entonces latente. La analítica que le solicité confirmó mis sospechas. Miastenia gravis. Tanto por la clínica referida de fatigabilidad —hasta el momento localizada tan solo en la musculatura de la masticación y de la deglución—, como por la elevación significativa de unos anticuerpos en sangre específicos de dicha enfermedad, el diagnóstico era concluyente. Libro en mano, el paciente acudía radiante. La medicación pautada había resultado un éxito. Al fin podía comer incluso sólidos.

La miastenia gravis es una enfermedad de la unión neuromuscular, de origen autoinmune, poco frecuente y compleja, con una evolución muy variable. Existen diversas posibilidades de tratamiento según cada caso en particular, por lo que el seguimiento precisa realizarse en unidades especializadas. Cualquier musculatura puede verse afectada por ella, incluida la respiratoria. Procuré no agobiar a mi paciente. De momento, que disfrutara de la buena respuesta al tratamiento sintomático pautado. En la anterior visita ya le había resumido el proceso que provocaba su problema al comer. Los nervios controlan la movilidad de los músculos a través de la emisión de sustancias químicas. En la miastenia gravis, el propio sistema inmunitario crea, de modo anómalo, anticuerpos que destruyen los receptores de los músculos encargados de captar la acetilcolina. Al bloquear la degradación de este neurotransmisor con la medicación indicada en estos casos, se aumenta su cantidad en la unión neuromuscular, con lo cual se logra mejorar considerablemente la sintomatología. Luego viene el tratamiento de base, que debe estudiarse de modo individualizado. Solicité al paciente un TAC torácico para descartar o confirmar la existencia de un timoma, un tumor por lo general benigno del timo, la glándula situada muy próxima al esternón, y le di la referencia de la unidad especializada con la que debía contactar sin excesiva demora. Mientras tanto, por supuesto, podía llamarme ante cualquier nuevo problema o duda. En caso de la aparición de problemas respiratorios, debía acudir al servicio de urgencias de la unidad indicada. Iniciaba un proceso complejo; ojalá su clínica se mantenga localizada en la musculatura afecta sin generalizarse y responda bien al tratamiento inmunosupresor indicado.

El último paciente de la tarde me despertó un brote de ternura maternal que me supuso cierto sosiego interior. Al igual que en su primera visita, hacía un par de semanas, aquel joven de treinta años acudía acompañado por su hermano menor. Ambos rubios y pecosos, de facciones muy parecidas. Vivían con su madre, a quien le había sido imposible venir por motivos de trabajo. El paciente entró primero, ayudado de dos muletas, como en la primera visita. Me pareció algo más torpe, a confirmar en la exploración. El caso era muy preocupante. Traían las dos pruebas solicitadas. Uno de los sobres contenía el diagnóstico. Escogí abrir primero el del electromiograma. Suspiré aliviada, pues la prueba descartaba una ELA o esclerosis lateral amiotrófica: una enfermedad degenerativa de la motoneurona que evoluciona irremediablemente hacia una parálisis completa de toda la musculatura, con la consiguiente parada respiratoria terminal. La grave atrofia objetivada en ambas manos y los reflejos vivos en las cuatro extremidades me habían hecho temer como primera impresión diagnóstica dicha enfermedad, para la cual no se dispone hasta la actualidad de un tratamiento que al menos detenga con claridad el proceso evolutivo. Una compresión de la médula cervical era la otra posibilidad, si bien, en estos casos, lo habitual es consultar en los inicios del cuadro clínico de debilidad motora y no esperar meses o años a que se atrofie la musculatura. Pero se trataba de un paciente especial. Nacido con una enfermedad ósea, sobre la cual no aportaba información, el joven había sido operado desde la infancia en múltiples ocasiones: dos prótesis de cadera, varias fracturas espontáneas y accidentales...; de hecho, se había pasado largas temporadas en hospitales y centros de rehabilitación. La madre me traería los informes, me volvieron a comentar, como excusándola por su ausencia. «Mi hermano es un auténtico marciano; no siente el dolor, siempre le ocurre lo mismo. Nunca se queja, va tirando y, cuando ya no puede ni caminar, aquí estamos. Le ocurrió con una cadera, luego con la otra, y no sé cuántas veces más», me dice a mí el acompañante, pero la frase va dedicada a su hermano mayor. Mientras ambos se miran de reojo, complicidad y cariño, tenue y simpática sonrisa incluida.

Los hallazgos de la resonancia cervical eran concluyentes confirmando el desplazamiento medular, que había provocado una pequeña lesión llamada «mielomalacia» en su zona anterior, producida por la degeneración ósea generalizada de dichas vértebras. El joven llevaba unos dos años caminando con muletas, dando por supuesto que el motivo de necesitarlas se debía a su problema óseo, centrado en las caderas y en las rodillas, cuando la causa principal de su trastorno de la marcha se encontraba en las cervicales. A la atrofia progresiva en la musculatura de las manos no le había dado importancia hasta que comenzó a notar que incluso le costaba abrir una lata de cerveza. Un daño medular que progresaría hasta la invalidez completa de las cuatro extremidades a no ser que las vértebras se pudieran operar para reconstruirlas y fijarlas. Complejísima intervención dada su patología ósea de base, a concretar con los informes pendientes de aportar. Les expliqué la necesidad de contactar con una unidad especializada donde traumatólogos y neurocirujanos optaran por la mejor alternativa quirúrgica. El joven ni se inmutó, una operación más; vivir al día, escuchar música; gran lector, le había costado terminar el bachillerato, tal vez por tanto ingreso hospitalario o quizá por un déficit de atención no diagnosticado.

El caso es que, desde hacía años, trabajaba de comercial en el área de ventas *online* de la empresa de un familiar, y con un excelente rendimiento. «Encantador de clientes y de mujeres», según el simpático comentario del hermano menor. «Ya ni cuento sus novias, le intento imitar y nada, me tendré que comprar unas muletas y operarme de vez en cuando». Tras compartir sonrisa, les indiqué que me urgía hablar con su madre, «mañana sin falta, que me llame». No volví a explorarle al detalle, pues viéndole caminar ya se podía apreciar un empeoramiento respecto a la primera visita. Fuimos juntos hasta la salida del despacho; hasta el fin del mundo los hubiera acompañado, tan necesitada de su vitalidad y sus sonrisas, en ese aciago día de despedida ya sin remedio.

10

No abandones las ansias de hacer de tu vida algo extraordinario.

WALT WHITMAN

Al fin, las sagradas Navidades; exquisito caldo de cultivo para el COVID-19. Entre familiares y allegados, irrumpe una tercera ola desastrosa, aunque parece que tampoco en esta ocasión alcanzará el colapso hospitalario de la primera. Se confirma que el virus va mutando sin perder virulencia ni capacidad de contagio. Vital la inminente llegada de la vacuna en sus diferentes versiones y marcas, que comienzan a distribuirse. Exitazo de la ciencia que el tiempo se encargará de premiar como se merece. De momento, llueven las dudas y los posibles efectos secundarios de unas y otras; una información que asusta cuando la evidencia no admite vacilaciones: el riesgo está en el virus. Por mi parte, bienvenida será la que me toque. La humanidad y su creativo, metódico y tenaz cerebro siempre en busca de soluciones; aún no ha vencido al virus, pero comienza a vislumbrarse que va camino de controlarlo.

En los accesos al salón de actos de mi hospital se respira alivio traducido en sonrisas y complicidad. En fila, vamos entrando uno tras otro; magnífica organización. Una vacuna que debe mantenerse a −80 °C hasta llegar al brazo del destinatario plantea una logística inalcanzable para tantos lugares del planeta. Ese será el reto. El interés general. De entrada, unos privilegiados que al fin vamos a poder visitar a los pacientes bajo las mismas precauciones, pero con mucho menos riesgo que el asumido durante los últimos meses.

Con cuentagotas, van apareciendo por mi consulta casos clínicos de coronavirus persistente. Se recuperaron meses atrás de la fase aguda del contagio; por protocolo, a los diez días, recibieron el alta. Pero no. Imposible volver a la actividad anterior, a pesar de que muchos de ellos precisaban, por pura supervivencia, reincorporarse al trabajo cuanto antes. Les perdura un cansancio extremo, una cefalea constante, dificultades de atención y concentración, entre otros síntomas. Trato de animarlos, con escaso o nulo éxito, puesto que no les resulta ningún consuelo que las pruebas de imagen de su cerebro hayan salido normales. En sus miradas se aprecia decaimiento y desamparo. Aún más teórica que real, la puesta en marcha de unidades especializadas de COVID-19. Y los afortunados que han podido acceder a alguna de las ya en funcionamiento no han recibido apenas explicaciones ni ninguna solución. El cuadro clínico de estos recuerda al de una enfermedad de gran relevancia sociosanitaria dada su elevada prevalencia y que fue puesta en cuestión durante años por la normalidad de todos los resultados: la astenia crónica, con o sin fibromialgia, con puntos de dolor muscular distribuidos por todo el cuerpo. La multitud de estudios realizados en estos pacientes no encuentra ni el origen ni una base orgánica definida, si bien, ante la alta incidencia y repetición de un patrón clínico muy característico, se reconoce como enfermedad y tal vez algún día se arroje alguna luz respecto a su etiología. En muchos de estos casos clínicos coexiste un componente de ansiedad y depresión, lo que orienta a un posible origen psicosomático, sin tampoco una base concluyente al respecto. La mente responde cansada y sin concentración, pero el factor causal primario no tiene por qué localizarse en el interior del cerebro. Mente y cuerpo como entidades inseparables y en permanente interconexión.

En el caso del COVID persistente —como comienza a etiquetarse a estos pacientes—, de momento, las soluciones médicas son similares a la astenia crónica comentada. Vitaminas, ejercicio físico y mental, relajación y un tratamiento farmacológico apropiado en cada caso particular para aminorar síntomas. Combatir el decaimiento general sin causa aclarada con antidepresivos es una opción lógica y habitual, pero la paciente que acaba de salir de mi consulta los ha rechazado de entrada. Sus principales motivos para venir a verme se centraban en una marcada dificultad para concentrarse, junto con una cefalea diaria de características tensionales. Por su reacción, no soy la primera en proponerle esta solución. «Qué manía con que estoy deprimida. Antes de la pandemia, me encontraba feliz y a pleno rendimiento; un no parar que ahora me es imposible siquiera soñarlo. Y encima resulta que tengo yo la culpa de mis males. No hace falta ser médico para saber que la causa de lo que me ocurre la produjo el maldito virus. Usted me lo está tratando de explicar con cierta delicadeza, y se lo agradezco, pero comprenda mi desesperación e impotencia. No tengo fuerzas ni para levantarme de la cama. A punto he estado de verme obligada a anular la visita. Mi marido tenía previsto acompañarme, pero a última hora le ha surgido una urgencia en el trabajo. A toda prisa, me ha tenido que ayudar a vestir. Imagínese cómo me encuentro; peor que un trapo». Se lo vuelvo a explicar con voz pausada y sin insistirle. Las medicaciones que aconsejamos los médicos se prueban, y si no se toleran, se suspenden; si se toleran bien, se mantienen unas semanas; y si pasado ese tiempo previsto no se aprecia mejoría, se suspenden. Así de claro, sin mayores problemas ni secretos. Los antidepresivos que actúan elevando los niveles de serotonina le disminuirán la ansiedad reactiva a su situación clínica. Al bajar la ansiedad, posiblemente dormirá mejor, lo que conllevará que su cefalea pueda incluso llegar a desaparecer y así mejore su capacidad de concentración. Me mira mientras le hago el resumen de mi propuesta, pero noto que apenas me escucha. Intuyo cierta resignación, le doy una receta y que se lo piense. Realmente siento no poder ayudarla más; una actitud que imagino que agradece, pues a medida que transcurre la visita se ha ido mostrando más receptiva y relajada, lo que me induce a darle mi apoyo una última vez. «De encontrarme en su lugar, no dudaría en probarlo», le comento mientras me levanto para dar por concluida la visita, agobiada por el retraso acumulado.

Las consecuencias de la pandemia sobre nuestro cerebro. Comienzan a salir escritos de interés al respecto, aunque es demasiado pronto para predecir resultados. Entre las dificultades de la vacunación masiva y las mutaciones que va experimentando el virus, todo indica que la oleada perdurará durante un largo periodo de tiempo. Aunque cansadas, de momento, nuestras mentes aguantan demostrando entereza y resignación, si bien, entre despidos y cierres de negocios, la resistencia no se alimenta del aire. Nuestra mente está sufriendo un estado de incertidumbre y consciencia de riesgo permanentes. De prolongarse en el tiempo, sin duda dejará huella. No me atrevo a vaticinar los cambios mentales que comportará. Un cerebro tan preparado para aprender como para olvidar. Un cerebro en constante evolución que no equivale a progreso; la adaptación al medio y la experiencia como pilares. De hecho, la historia de la humanidad, si tenemos en cuenta los tiempos desde el origen de la Tierra, no ha hecho más que empezar, siempre y cuando se lleven a cabo políticas acertadas respecto a la conservación del planeta y nazcan mentes preparadas para conseguir logros extraordinarios, como el desarrollo de esta novedosa vacuna contra el COVID-19.

De momento, viviendo el día a día, nos encontramos a unos cuantos días de cumplirse el año de la declaración del estado de alarma. Se vislumbra la necesidad de extremar la prudencia en los días festivos de Semana Santa. La vacunación va bastante más lenta de lo esperable, sobre todo por un excesivo optimismo previo, ya que la propia gestión se está coordinando con eficacia dentro de la compleja logística en marcha. Las mascarillas, ya asumidas como parte de nuestra vida; en la consulta, en ocasiones, si el paciente opta por retirársela, simplemente le recuerdo que, aunque estemos vacunados, por el despacho pasan personas de todas las edades y, aunque los sistemas regeneradores de aire funcionan a la perfección, lo prudente es mantenerla y quitársela solo en caso de necesidad. Justo el último paciente que acaba de entrar no ha habido manera de que se la dejara puesta y, tras dos intentos, he desistido; su memoria inmediata solo le permite entender lo que al instante olvida. Un hombre de sonrisa agradable y cara sonrosada sin apenas arrugas. Me recuerda bien; parece un dato insignificante, pero en absoluto lo es. Entre lugares y personas conocidas, guardados por sus neuronas antes de que su demencia degenerativa progresara hasta un estadio avanzado, su vida transcurre rutinaria y plácida. Diagnosticado hace diez años de enfermedad de Alzheimer, en la consulta se mantiene tranquilo y sonriente, si bien, según detalla su hija, ha dado un bajón muy significativo con respecto a sus actividades cotidianas durante estos últimos meses, obligado a permanecer sin apenas salir de su casa junto a su mujer, ambos con más de ochenta años. La mujer se encuentra muy precaria de salud para ocuparse de la casa —aunque en un estadio inicial, también la trato en mi consulta por la misma enfermedad—, y su marido no acepta el ofrecimiento de sus hijos de contratar a una persona que les ayude. Hasta aquí, una visita habitual. El susto me lo llevo una vez que la hija se queda a solas conmigo tras pedirle a sus padres que la esperen fuera.

Necesita un informe urgente sobre la situación neurológica de su padre. El Supremo acaba de denegar las alegaciones de su abogado, por lo que debe ingresar en prisión en días. Muda, escucho la encrucijada en la que esta familia amable y en apariencia sin problemas se encuentra inmersa desde hace más de una década. Las visitas habían comenzado dos años después del drama. Desde entonces, cada seis meses, sin saltarse una sola revisión. La hija debió de notar mi estupor, pues, antes de detallarme los motivos de la condena, se excusa explicándome que no me lo habían comentado porque los abogados les habían asegurado que con el diagnóstico de la enfermedad de Alzheimer no debían preocuparse. Mientras la escucho, imagino posibles delitos, evasión de impuestos o algo similar. Enseguida me cuenta lo ocurrido. Experto cazador, un disparo accidental de su padre acabó con la vida de una persona. Además de una indemnización a la familia del fallecido por la que habían tenido que vender su casa, los jueces habían dictaminado una pena de cárcel de tres años. Tras la sentencia, las alegaciones. Estamento tras estamento, hasta llegar al Supremo como última instancia. Solo un indulto por parte del Gobierno remediaría que mi paciente entrara en prisión. Era probable que recordara el accidente, el disparo, el cuerpo sin vida de su víctima. De hecho, cada vez que venía a visitarse, me reconocía: su doctora; se alegraba de verme, sonreía afable y respondía a mis preguntas minimizando sus problemas de memoria, sin darle ninguna importancia a los múltiples fallos cotidianos, que su mujer manejaba con delicadeza. Por otra parte, su capacidad para razonar estaba francamente deteriorada, aunque no perdida por completo. Recordar algo no implica entender su gravedad; en esta situación mental se encontraba. Su anosognosia, la falta de percepción o desconocimiento de su propio deterioro, también le protegía de sí mismo. Entre alegaciones desestimadas y la lentitud de la justicia había ido pasando el tiempo hasta llegar a la crítica situación actual.

Por supuesto, le digo a la hija que no se preocupe, que ese mismo día le redactaré el informe que me solicita. Mientras se lo comento, pienso que solo verle entrar por la puerta el director de la prisión debería tener el suficiente sentido común para buscar alguna solución legal y no tener que responsabilizarse de una persona que es dependiente las veinticuatro horas del día de un cuidador. Sin entrar en culpabilidades que asumir, tal vez mi paciente debería haber entrado en prisión en su momento. Probablemente, la hija había obviado detalles; dada la severidad de la condena, imagino que tendría la licencia de armas caducada o algún otro problema añadido al accidente. No obstante, tan solo con leer mis anteriores informes redactados durante estos años para tramitar ayudas a la dependencia, el Supremo podría buscar una vía algo menos surreal que mandar a la cárcel a un paciente con una demencia avanzada. Miro a la hija, que se muestra serena y más preocupada por su madre, que aún se mantiene estable y con capacidad para sufrir por su marido encerrado entre cuatro paredes sin sus cuidados ni atenciones. «Redactaré mi informe afinando al máximo, no se preocupe, pondré tantas necesidades de cuidados que alguna solución legal tendrán que encontrar», le comento, aún sin haberme recuperado del asombro provocado por la insólita noticia, mientras nos despedimos.

La siguiente paciente entra en silla de ruedas y con expresión de haber venido a visitarse tan solo ante la insistencia de sus hijas, que deberían asumir lo inevitable y dejarla en paz. A los ochenta y nueve años, si una persona pierde movilidad, ya no la recupera, no tiene ningún sentido pasearse de médico en médico, y menos realizarse la cantidad de pruebas que acostumbran a pedir. «Hay excepciones», comentario que me guardo para mí, pues ella no me ha dicho ni una palabra. Es curioso cómo se habla con la mirada. Ni siquiera la mascarilla oculta lo que pensamos. Saltándome una vez más las normas, he dejado entrar en la consulta a sus dos hijas, mientras he pedido a la cuidadora que espere fuera cuando ha dejado a la paciente en su silla de ruedas frente a la mesa de mi despacho. A las hijas les cuesta tomar la batuta de la historia, y se quedan en espera de que sea su madre la que me la explique. Ante el silencio, rompo el hielo, pero me cuesta. De entrada, pasa un buen rato hasta que me hago una idea —imprecisa— del motivo de la visita. Lleva un par de meses en los que prácticamente se muestra incapaz de caminar, aunque ella se empeña en que sí puede y no necesita ayuda. Ni un dolor, ni una queja que facilite el diagnóstico. En efecto, podría ser la edad, pero, si caminaba bastante bien hasta hace tan poco tiempo, algún problema por determinar debía ser la causa. Sin saber bien cómo sacar conclusiones ante tan poca información, paso a explorarla. Le pregunto si puede levantarse; claro que puede, interpreto por su actitud decidida. Se agarra a la mesa para aumentar la base de sustentación. De pie entre las dos hijas, incapaz de dar un paso, vuelve a la silla. En aquella mañana de misterios, presupongo que prefiere dar por terminada la visita.

Al fin las hijas se deciden a intervenir. Traen consigo el resultado de un escáner cerebral solicitado por su médico de cabecera. Aliviada, abro el disco. Mis sospechas constatadas en imágenes. Hay excepciones. Y la hidrocefalia normotensiva es una de ellas. Nuestro cerebro dispone de unas cavidades llenas de un líquido llamado «cefalorraquídeo», producido en su interior. Es un sistema circular de entrada y salida que, con la edad, puede no funcionar como debería, y entonces el líquido se acumula en exceso y comprime las zonas frontales del cerebro. El trastorno de la marcha es una de sus manifestaciones clínicas, además de otros síntomas también característicos. El tratamiento consiste en insertar en el interior de esas cavidades o ventrículos un tubo de drenaje o derivación. Una intervención quirúrgica que, en ocasiones, no mejora la sintomatología, al estar ya lesionadas las zonas frontales de modo irreversible; aun así, al menos, con ello se consigue que el cuadro clínico no progrese. Por otra parte, en la mayoría de los casos, la dilatación del sistema ventricular es simplemente por atrofia cerebral. Confirmar el diagnóstico antes de pasar a una intervención es tan crucial como complejo. La clínica, junto con las pruebas de imagen, determina el tratamiento a seguir. De entrada, parece misión imposible convencer a esta paciente para que se realice una resonancia craneal cerebral funcional, que ayudaría al referido diagnóstico diferencial. Mujer independiente, acepta su trayecto final sin andar; de hecho, intuyo que en su mente ha desarrollado un mecanismo para creerse que sí puede pero que simplemente le da pereza. Por mi parte, dispongo de cierto margen de tiempo para quedar otro día con las hijas y explicarles con detalle mis conclusiones y consejos. Respecto a la posible intervención y los riesgos implicados, les pondría en contacto con un neurocirujano para que valorara el caso y les detallara la cirugía recomendada, así como las posibles complicaciones. De momento, trato de ser concisa, en la línea de la paciente. «Una prueba más, solo una prueba más y le aconsejaré lo que aconsejaría a mi madre, o a mí misma cuando me llegue el momento». Ya lo sabía, desde el principio, lo sabía, sabía que le pediría alguna prueba más, tampoco necesita expresarlo con palabras. Al fin, quedamos en que el resultado lo traería una de las hijas y así ella podría permanecer en su casa, su sofá, sus libros; en cierta manera, me siento reflejada en su actitud vital.

La llamada de un paciente al que recuerdo haber alarmado, tal vez en exceso, al remitirlo con urgencia al cardiólogo, me devuelve a mi actual momento de altibajos. Quiere agradecerme mi destreza diagnóstica. Había acertado de pleno. Una arritmia que le paraba el corazón durante unos segundos era la causa de sus repetidos síncopes. El cardiólogo también se mostró alarmado ante los resultados de las pruebas realizadas y le había ingresado de inmediato para implantarle un marcapasos. Desde entonces, no había vuelto a presentar ningún síncope. «Gracias a usted continúo con vida». La frase me halaga, pero matizo mis méritos: «Me alegra mucho haberle podido ayudar, aunque cualquier neurólogo le hubiera remitido a un cardiólogo». Antes de suspender la medicación antiepiléptica, le solicito que se realice una analítica y un electroencefalograma. «No la necesita, si bien, una vez pautada, la retirada debe ser paulatina. Le envío por correo electrónico la solicitud de las pruebas y, en cuanto las tenga, pida hora para visitarse y le explico con detalle la pauta adecuada para suspenderla».

El límite. La vida discurre en ese filo entre despertar y no despertar, en esa franja entre lo perceptible y los grandes misterios, que intuimos pero que no alcanzamos a conocer, allí donde nos sitúa el filósofo Eugenio Trías; nuestro ser más íntimo y universal nacido para trascender. La mente humana y todo un mundo de pensamiento; saber por incorporar a nuestras neuronas, y, de ese modo, permitirlas volar más alto. De lo sencillo a lo complejo; encontrar un equilibrio satisfactorio en el interior de cada uno. «Crecí poseído por la intuición de lo particular, cada hoja difería de las demás en cada árbol. ¿Cómo pueden los sentidos, cómo puede el cerebro imponer orden y coherencia en el enjambre de la existencia?», se preguntaba George Steiner, pensador de referencia de nuestro tiempo cuya brillantísima mente se apagó hace unos meses, dejándonos en sus libros verdaderas joyas para la reflexión. Adentrarse en los conocimientos actuales sobre el funcionamiento del cerebro nos acerca a muchas respuestas, pero, en esencia, en el misterio de las preguntas se encuentra la llave de la grandeza de la mente humana; disfrutar de lo que resta del día aprendiendo de cada paciente, de cada final.

«Nos queremos ir». Verlos entrar por la puerta de mi consulta con las fuerzas tan justas me impacta de un modo especial. Un matrimonio mayor, aunque tan activos de mente que resultaba un placer visitarles, saber de sus vidas, sus viajes, ambos artistas instalados en una casa de campo, entre sus libros, sus perros y su creatividad. El marido era el que de vez en cuando tenía algún problema de salud, por lo que acudía a consultármelo. Como prevención tras un posible accidente cerebrovascular transitorio, seguía un tratamiento antiagregante plaquetario y un control periódico de los factores de riesgo vascular con la debida analítica, que aportaba en cada revisión. De paso, también se visitaba la mujer, que no presentaba ninguna molestia concreta; notaba los años algo más que su marido, pero le seguía en sus iniciativas. Inseparables y, al mismo tiempo, independientes: esa era la sensación que me trasmitían en cada visita. En esta ocasión, me asusto ante el evidente deterioro físico del paciente; apenas le restan fuerzas para alcanzar el asiento. Recién llegados de las islas Canarias, donde se habían instalado desde el inicio del confinamiento. Los imagino por los pasillos del aeropuerto sin haber pedido asistencia, apoyándose el uno en el otro. Conociendo a su hija, ayuda no les iba a faltar, pero esperarían al límite para aceptarla.

Tras explorar al paciente, le encuentro con una marcada atrofia de la musculatura sobre todo proximal de ambas piernas, pero sin datos que indiquen una patología neurológica concreta. Había adelgazado. Quizá tenga algún cáncer oculto que lo está debilitando. O quizá tan solo es la edad, a punto de cumplir los noventa años como está. La normalidad en los resultados de la analítica que aporta no apoya mis sospechas respecto a un posible proceso maligno. Les comento mi opinión: «Tan limitado de fuerzas, tal vez lo más práctico sería ingresarle y realizarle un chequeo general, hablaré con su hija para organizarlo si les parece bien». El paciente se muestra mucho más distante e inquieto que en otras visitas, quizá porque no se engaña y sabe que su vida ha entrado en una recta de dependencia tan inevitable como a evitar; sin embargo, accede más o menos a mi propuesta. Ya en la puerta de salida, es la mujer la que me deja perpleja, y tardo un instante eterno en descifrar el significado de su escueto comentario. «Nos queremos ir». «¿Adónde? ¿Adónde se quieren ir? ¿Regresar a Canarias? Su marido se encuentra en el límite de sus fuerzas». Una mujer de su inteligencia es imposible que ni siquiera se plantee dicha posibilidad. Nuestras miradas se cruzan discretas, y así las mantenemos unos segundos; ella entendiendo mi sorpresa, y yo respetando su silencio sin preguntar nada. De repente, desvía la mirada de reojo hacia su marido y me vuelve a mirar, tratando de expresar sin palabras lo obvio. Y, en la expresión de sus ojos, descifro el misterio, la frase, la vida, el final. A su marido ya no le quedan fuerzas, a ella quizá algún año más; inseparables, marcharse juntos, habían llegado al límite y deseaban traspasarlo.

Bibliografía

Brizendine, L., *El cerebro femenino*, Barcelona, RBA Bolsillo, 2018.

Chomsky, N., *Sobre la naturaleza y el lenguaje*, Cambridge, Cambridge University Press, 2002.

Damasio, A. R., *El error de Descartes*, Barcelona, Crítica, 1996.

Fisher, H., *Por qué amamos*, Madrid, Taurus, 2004.

Gazzaniga, M. S., *El cerebro ético*, Barcelona, Paidós, 2006.

Goleman, D., *Inteligencia emocional*, Barcelona, Kairós, 2010.

—, *Inteligencia social*, Barcelona, Kairós, 2006.

Güell I., *La pierna olvidada. Entender la memoria para mejorarla*, Libros-EnRed, 2012.

—, *El cerebro al descubierto. De la emoción a la palabra*, Barcelona, Kairós, 2010.

Kandel, E., *En busca de la memoria*, Madrid, Katz Editores, 2006.

—, *Neurociencia y conducta*, Madrid, Prentice Hall, 1999.

Kolb, B., e I. Q. Whishaw, *Cerebro y conducta*, Madrid, McGraw Hill, 2002.

Marsh, H., *Ante todo, no hagas daño*, Barcelona, Salamandra, 2014.

Platón, *Diálogos III. Fedón, Banquete, Fedro*, Madrid, Gredos, 2004.

Punset, E., *El viaje al amor*, Barcelona, Destino, 2007.

Ratey, John J., *El cerebro: manual de instrucciones*, Barcelona, Debolsillo, 2003.

Ribera, J. M. C., y P. Gil, *Función mental y envejecimiento*, Madrid, Médicos, 2002.

Sacks, O., *El hombre que confundió a su mujer con un sombrero*, Barcelona, Anagrama, 2002.

Schacter, D. L, *Los siete pecados de la memoria. Cómo olvida y recuerda la mente*, Barcelona, Ariel, 2007.

Steiner, G., *Errata. El examen de una vida*, Madrid, Siruela, 2000.

Thoreau, H. D., *Walden*, Madrid, Cátedra, col. Letras universales, 2005.

Trías, E., *Lógica del límite*, Barcelona, Destino, 1991.

Watson, J. D., *ADN. El secreto de la vida*, Madrid, Taurus, 2018.

Zambrano, M., *Persona y democracia*, Madrid, Anaya, 2019.